Estoy viva

ROCÍO GARRIDO MARCOS

Compre este libro en línea visitando www.trafford.com
o por correo electrónico escribiendo a orders@trafford.com

La gran mayoría de los títulos de Trafford Publishing también
están disponibles en las principales tiendas de libros en línea.

Aviso a Bibliotecarios: La catalogación bibliográfica de este libro se encuentra en la base de datos
de la Biblioteca y Archivos del Canadá. Estos datos se pueden obtener a través de la siguiente
página web: www.collectionscanada.ca/amicus/index-e.html

Impreso en Victoria, BC, Canadá.

ISBN: 978-1-4251-8641-8 (soft)
ISBN: 978-1-4251-8642-5 (ebook)

*Nuestra misión es ofrecer eficientemente el mejor y más exhaustivo servicio de publicación de libros en
el mundo, facilitando el éxito de cada autor. Para conocer más acerca de cómo publicar su libro a su
manera y hacerlo disponible alrededor del mundo, visítenos en la dirección www.trafford.com*

Trafford rev. 8/10/2009

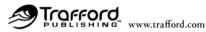 www.trafford.com

Para Norteamérica y el mundo entero
llamadas sin cargo: 1 888 232 4444 (USA & Canadá)
teléfono: 250 383 6864 ♦ fax: 812 355 4082

Este libro está dedicado a los ángeles de carne y hueso que el cielo ha puesto en mi vida. En especial a mi marido, que no se llama Emilio, pero que así debería llamarse, como su padre, que es otro ángel, y que a pesar de tener muchos hijos y nietos, ninguno lleva su nombre.

Agradecimientos

Quiero agradecer la enorme ayuda que he recibido para escribir este libro. Deseo dar las gracias a Cristina Rodriguez por haber creído en mí más que yo misma; a Mariam Cerrato por su orientación, a Maria Jesús Fraile por su apoyo incondicional, a Elena Gutiérrez, Julio Vallelado y Angel de Castro por sus emotivas notas y a Nieves Andrés por su precioso prólogo.

Quiero agradecer a mi madre, a mi hermana, a mis amigos y a todos aquellos que me quieren, la abnegación que han mostrado ante mi sufrimiento. Y gracias sobre todo a mi marido y a mis hijos por la enorme paciencia y amor manifestados durante la enfermedad.

Notas

No ha estado en estas páginas la emoción contenida; como nunca lo ha estado la palabra cuando después de su mirada, siempre encuentro una conversación atenta de su atora.

Sin protocolos nos lleva a la medida de los días, cuando los días son inhabitables y quizá, con su nombre, Rocío se madruga regando la mañana; negándose a beber los licores amargos, porque prefiere ser como una copa de cristal, ocupando su sitio en la alacena.

Les pido a los lectores, se dejen deleitar con la misma querencia en la que la escritora envuelve su mensaje. Con la entrega del que sabe saborear un pedazo de tiempo sin reloj o una certeza nítida sin normas; porque la libertad de ser, muy pocas veces se confiesa sin credos y Rocío Garrido se confiesa para que tú, rostro invisible, comprendas que generosamente te está dando una ventana azul desde donde aprehender, de otra manera, bocanadas de luz. Así ignora el dolor, aunque éste se empreñe como un huésped indeseado en transgredir la vida.

Degusten de este plato y ¡que aproveche!

Elena Gutiérrez
Escritora (ha publicado varios textos de poesía)

Desde la calidad humana que la caracteriza, la escritora se eleva hasta la más alta esfera desplegando con naturalidad una filosofía que arranca de la experiencia de pasar por una dolencia (*fibromialgia*), a la que combate con un espíritu de lucha abierta.

A lo largo del libro descuella el Amor. La exquisitez con que relata sus vivencias en fluida y limpia corriente, expresada con unas desbordantes sinceridad y sensibilidad, le nace en el corazón, transciende a su alma y enriquece su mente para alumbrar feliz este hijo, producto de un deseo literario.

Un libro que deja huella, por ser un vivero de enseñanzas en el que se llega a la conclusión de que la vida es hermosa y que en ella se encuentra lo que deseamos, y lo obtendremos si en descubrirlo ponemos todo el empeño.

Julio Vallelado

Escritor (colaborador de la revista Reflejos)

Cada uno de nosotros somos autores de nuestra biografía: unos nunca la escribirán, otros, como Rocío, tienen la suerte y la sabiduría de saber tejer los mimbres y conseguir una obra literaria. No se encuentra uno todos los días con alguien que te desnuda su alma, mejor su mente, y te obliga a quererle y al mismo tiempo a mirar a tu propio espejo para verte. Por ello, amiga Rocío, quiero felicitarte y darte las gracias por tu libro que encierra grandes verdades y páginas hermosas.

Angel de Castro

Escritor (ha publicado varios libros y es colaborador de Reflejos)

PRÓLOGO

Tiene el ser humano la formidable capacidad de vivir y pensar en lo vivido. Y es así que algunos viven sin más, y sin menos, que ya el vivir es tarea ardua; y es así, que otros reflexionan sobre sus vidas, que tampoco es nada. Podemos vivir lo cotidiano, frenéticamente, alejados de toda reflexión, tratando de conquistar la anhelada felicidad, riendo, llorando, deseando, ganando, perdiendo…, o podemos situarnos en su atalaya, observando lo que sucede a cada paso, analizando lo que nos ocurre cada día en el hecho de existir, en esta compleja e inalcanzable realidad.

La vida es todo aquello que nos pasa mientras respiramos, y es también lo que pensamos que nos pasa, y lo que tratamos que nos pase, mientras el azar o esa fuerza que todo lo determina -según creamos cada uno- juega con múltiples posibilidades en cada uno de nosotros.

Nuestra amiga Rocío está viva, muy viva. De ello doy fe. Es un ser humano que no se conforma solo con existir… A ella le gusta pensar sobre su existencia… A ella le da vida y alimento pensar sobre lo que fue, es y será su vida. Y ella ha escrito este hermoso libro.

Estábamos juntas una noche, esperando que nuestra tertulia en televisión comenzara, cuando me miró pícara y sonriente, y me dijo: "Psicóloga, estoy escribiendo un libro". La miré sorprendida, pues ya me había contado algunas cosas personales sobre su salud, dificultades, retos…. No la imaginé capaz de algo así, lo digo con sinceridad.

Yo admiro a la gente que escribe. No a la que escribe un par de folios, no. Me refiero a la gente que relata cosas de forma extensa, y además lo hace ameno para que otros lo disfrutemos. "¿Un libro, Rocío?", le dije con los ojos como platos. "Un libro de autoayuda, bueno, eso no, un libro para que otros sobrevivan como yo", me respondió. "¿Lo leerías para darme tu opinión?". Y como veis lo leí, y de nuevo me maravillé, y por eso os lo quiero presentar.

"Estoy viva" no es un libro típico de autoayuda, pues no dicta consejos ni recomienda técnicas de superación personal. Este libro es el testimonio claro de un ser humano superviviente, sus aciertos, sus fracasos, su forma de ver, ser, estar y sentir el mundo, nuestro mundo, el de todos. En sus páginas encontraréis reflexiones llenas de sentido común, inteligencia, cultura y respeto hacia quienes perciban el mundo desde otras ópticas. No por ello deja de comprometerse con aquellas ideas y valores en los que ella cree, o que le han servido.

Comienza su relato, echando la vista hacia atrás, pensando en lo ya vivido, narrando aquellos acontecimientos vitales que le darán luz y fuerza para lo que ella desconocía y estaba por venir.

Y es que la vida sólo se comprende de adelante hacia atrás…

Cuando las personas dedican tiempo a pensar sobre lo que viven y han vivido, es cuando van alcanzando la sabiduría para avanzar, y si acaso, comprender algunas de las cosas sucedidas. Siempre estamos pensando, ¡la mayoría de las veces sin darnos cuenta! Y sobre lo que pensamos y sentimos se va construyendo nuestra historia y la historia del mundo.

Qué gran poder el de nuestro pensamiento, que nos conduce a interpretar todo lo percibido hacia dentro y hacia fuera de nuestro ser. Pero claro, cada uno posee sus propios prismas, algunos heredados, otros regalados en la educación, y otros adquiridos en el contexto de las experiencias personales. Y ahí están, las hijas del pensamiento: las emociones, las sensaciones y las conductas. Ellas saldrán al mundo, y el mundo les devolverá su respuesta. Podemos quedarnos impasibles, asustarnos, rendirnos, luchar… Ningún acto ocurrirá en el vacío… y así hasta que dejemos de respirar.

Pues este relato que ha caído en vuestras manos es la respuesta del mundo hacia una persona sensible, humana, culta, que no se queda impasible, y dialoga con la vida, preguntando, increpando, dudando… Que trata de conectar cada mañana con sus sueños y deseos.

Esta es la historia de una vida llena de lucha, y entrega, de una guerrera impasible, que hoy llama a vuestra puerta, dejadla pasar, no os dejará indiferentes…

Nieves Andrés Ramírez
Psicóloga Clínica
Terapeuta de Conducta

CAPÍTULO 1.

Queríamos cambiar el mundo

DECÍA EL PROFESOR Tierno Galván: *"Los jóvenes deberían ser todos anarquistas, pues el tiempo ya se encargará de convertirlos en conservadores"*. Y ha sido especialmente mi generación quien ha hecho una máxima de tan inteligente frase. También es verdad que nos tocó vivir una de las más difíciles de la historia, pues nacimos en una España ignorada por el resto del mundo; donde el mayo francés y hasta las canciones de los Beatles llegaban siempre con retraso. Crecimos, en la mayoría de los casos, en familias autoritarias, donde los hijos estábamos deseando salir de casa porque casi nada estaba permitido (no como ahora que no les echamos ni con agua hirviendo), y vivíamos en una sociedad donde casi todo estaba mal visto. Potenciado todo ello, en mi caso y muchos más, por el inconveniente de haber nacido mujer.

Nuestra primera juventud coincidió con el momento de la ebullición política, produciéndose en nosotros una reacción ideológica que chocaba con todo lo establecido durante los últimos cuarenta años en la historia del país. Y defendíamos las ideas más progresistas, y hasta el amor libre, orgullosos de tener la sangre roja y el corazón a la izquierda.

Pero al mirarnos hoy en el espejo del alma, vemos que los jóvenes que fuimos nada tienen que ver con los adultos que somos, y por tanto, aquel viejo profesor, símbolo de la transición política y el mejor alcalde de Madrid (después del rey Carlos III), tenía razón y no conseguimos cambiar el mundo, sino que muy al contrario, el mundo ha terminado por cambiarnos a nosotros.

Tengo que admitir que desde que tuve "uso de razón", o lo que es lo mismo, capacidad para pensar por mí misma, siempre me cuestioné absolutamente todo, no dando por válido lo impuesto o establecido, si no me convencía (y eso era bastante difícil). Fui una niña muy parecida a Mafalda, que hacía mía su frase de: *"que paren el mundo que yo me bajo"*, consiguiendo que mi actitud y sentido crítico me causasen no pocos problemas y alguna que otra bofetada.

CAPÍTULO 2.
Emilio

DESDE QUE ME alcanza la memoria, Emilio aparece en ella. Aunque nuestros mundos eran totalmente diferentes y nada hacía presagiar que terminaríamos juntos, el universo termina por ponerlo todo en su sitio.

Siempre he creído que nací en un pueblecito de "tierra de campos", donde mi abuelo disponía de una casa de labranza y era alcalde vitalicio, porque Emilio estaba allí. No podía ser de otro modo, pues nada más me unió nunca a aquel pueblo. Mis padres no vivían allí, pero entonces se iba a dar a luz a la casa materna, más teniendo en cuenta que mi abuelo era además veterinario, y de partos algo sabía.

Allí es donde me encontraron mis abuelos después de que aquel extraordinario pájaro golpease el cristal con el pico para anunciarles de mi llegada. Eso fue lo que me habían contando mi madre y mi abuela al amor de la lumbre, en la misma vieja casa, donde una tarde de septiembre me había dejado la cigüeña; y eso mismo fue lo que seguí creyendo hasta que llamó a mi puerta la adolescencia. Ninguna otra de las respuestas que el tiempo me descubrió sobre los enigmas de la vida, o las piadosas mentiras de la infancia, ni siquiera la primera Navidad en que fui consciente de que los Reyes Magos no eran tan Magos, me dejó tan desolada como aceptar que aquel pájaro maravilloso que para mí representaba la libertad, no había sobrevolado el horizonte portándome en su pico.

Posteriormente, frecuenté muy poco el lugar. Apenas una fiesta patronal de vez en cuando. Recuerdo que cuando éramos pequeñas todas las chicas suspirábamos por Emilio, porque era el más guapo de los chicos del pueblo.

En las fiestas todas esperaban ilusionadas a que las sacase a bailar, porque además bailaba muy bien. Pero yo ni siquiera me atrevía a soñar, pues me sentía como el patito feo comparativamente con otras chicas más mayores y más guapas que yo.

Pero los años fueron pasando y ocurrió algo que me sorprendió, y es que comencé a tener éxito con el sexo opuesto. Nunca comprendí muy bien porqué, ya que entre el acné y las inseguridades propias de la edad, el espejo no me devolvía la imagen deseada. Emilio, como algunos más del pueblo, se interesó por mí. Los demás me resultaban invisibles, pero Emilio era diferente. Sin duda era el más atractivo, y aunque no entraba en mis planes, flirteábamos ocasionalmente cuando me dejaba caer, en verano, por aquellos lugares. Después yo regresaba a mi sitio, a mi vida urbana, con mis amigos progresistas, universitarios y cosmopolitas; y no volvíamos a vernos en dos o tres años. Pero el cielo nos había puesto en el mismo tiempo y en el mismo espacio para que terminásemos juntos.

Cuando iba a cumplir los veintiuno, fui al pueblo para recoger mi partida de nacimiento, con la intención de casarme por el juzgado con un chico de buena familia y mucho porvenir. Nadie lo sabía, ni siquiera mis padres, pues por aquel entonces yo era una chica muy transgresora, y ante la lucha generacional propia de la edad y del momento, era una forma de huir hacia delante, y tenía la intención de hacer pública la noticia como un hecho consumado. Emilio también tenía novia, la que más le había durado hasta entonces (un par de meses). Me lo encontré en el bar del pueblo y no pude reprimir entrarle diciéndole: "que guapo estás con barba", pues había sido imberbe hasta entonces. Desde ese momento no se la ha quitado nunca más.

Yo debía irme a la semana siguiente para preparar mi boda, pero no fue así. Mi novio, ante la sorpresa de que no volvía y a penas me ponía al teléfono, me escribió una carta diciéndome: "era difícil que te ocurriera, después de veinte años". Entonces comprendí que él me conocía mejor que yo misma. Pocos días después era la fiesta del pueblo y la novia de Emilio, que era de fuera, se presentó cargada de ilusión para pasar la fiesta a su lado, pero él, inexplicablemente, la despidió con alguna excusa y pasamos aquella inolvidable fiesta juntos.

Casi sin darnos cuenta, el verano fue transcurriendo entre las fiestas del nuestro y de los demás pueblos vecinos, y la música en el viento de Neil Diamond saliendo por las ventanillas del viejo R-5.

Yo no era consciente, pero estaba siendo víctima de un hechizo. El cual era difícil que me ocurriera, después de veinte años. Aquel verano los colores me parecían más vivos y el aire olía mejor. La vida me explotaba en el pecho, y mi mente, como por arte de magia o de la maldita ley de las coincidencias, me llevaba irremediablemente hacia él, que se había convertido ya en mi primer pensamiento por las mañanas y el último por las noches. Emilio, asido a las paredes de mi estómago, se agarraba como una lapa a mis entrañas intentando tenazmente instalarse en el soberano de las vísceras. Y yo, incapaz de vomitarle, me rendí finalmente al encantamiento.

Cuando terminó el verano, quise volver a mi vida y a mi espacio, y en un poema de despedida le escribí a sus ojos verdes que me habían devuelto la ilusión. A esa sonrisa callada que le había dado la alegría a mi pobre corazón. A esa mirada inocente que me hacía feliz cada instante. A esa paz de hombre bueno que sinceramente me decía "te quiero". A la música en el viento de un verano inolvidable. A la nobleza de un cariño verdadero. A sus besos colmados de ternura. A sus abrazos cargados de pasión. Le escribí a la luna llena que fue testigo de nuestro amor, y a ese sueño de felicidad que fue la esperanza de los dos.

Terminé el poema en poco de tiempo. Las palabras fluían rápidas y seguras de mi mano, pues eran escritas al dictado de mi corazón. Pero no sabía porqué no me acababan de convencer, y me quedé horas leyéndolo y releyéndolo, hasta que tomé la decisión de cambiar el tiempo pasado del verbo de la última frase, por un tiempo presente. Y el poema quedó finalmente así: "Le escribo a la luna llena que fue testigo de nuestro amor, y a ese sueño de felicidad que es la esperanza de los dos". El hecho de cambiar el tiempo del verbo ser, lo cambió todo.

Aún así, hacer de mi vida el tiempo presente del verbo ser en aquel último verso, me parecía racionalmente una locura. Con la intención de asustarle, y en la esperanza de que Emilio tuviese más cordura que yo, le dije que lo nuestro no parecía tener ni presente ni futuro. Que pertenecíamos a mundos diferentes y que teníamos dos alternativas: o nos liábamos la manta a la cabeza y nos casábamos inmediatamente, embarcándonos en un futuro incierto del que ninguno de los dos teníamos la menor idea de cómo iba a resultar; o regresábamos cada uno a nuestras vidas, completamente distintas, y nos olvidábamos de aquella historia, asumiéndola como: "una aventura de verano".

Pero las mejores decisiones no siempre son tomadas con el cerebro, sino con el corazón, y ante mi sorpresa, me dijo sin titubear un instante, que nos casábamos. Y así fue, ante el asombro y la incredulidad de todos, y la desaprobación de algunos. La mayoría pensaban que yo estaba embarazada, y que ese era el motivo de aquella decisión tan rápida y absurda, pero mi primer hijo llegó dos años después. No teníamos ni casa, ni trabajo, ni proyecto de futuro. No sabíamos donde íbamos a vivir ni de qué, pero no nos importaba; y si había que luchar por salir adelante en la vida, los dos teníamos claro que lo haríamos juntos, pues era lo que deseábamos. Recuerdo que en nuestra boda se hicieron porras, en las que se apostaba cuanto íbamos a durar, y el más arriesgado nos concedió dos meses de matrimonio.

Hoy ya hemos cumplido las bodas de plata. Hemos pasado todo tipo de crisis: crisis existenciales, crisis económicas, crisis emocionales, y ¿como no? crisis de pareja, en las que hemos llegado incluso a plantearnos el divorcio; pero hemos salido reforzados de todas ellas, porque en el fondo de nuestras almas siempre ha permanecido un sólido poso que se formó sin proponérnoslo durante aquel verano. Fue entonces, con la música en el viento de Neil Diamond, cuando ocurrió algo que no ocurre todos los días, ni ocurre con todo el mundo; ni siquiera le ocurre a todo el mundo. A algunas personas les ocurre varias veces y a otras no les ha ocurrido nunca, aunque tengan pareja, aunque hayan tenido varias parejas en su vida.

Aquel verano, ocurrió algo que no entiende de clases, de razas, ni de culturas, algo que no tiene edad ni atiende a razones. Porque la víscera es como un caballo salvaje y desbocado, y el corazón tiene razones que la razón no entiende. Aquel verano, con la complicidad de la luna, Emilio y yo, contra todo pronóstico, experimentamos un milagro que se da de vez en cuando y que es capaz de cambiar la historia, no sólo de las personas, sino de los pueblos y las civilizaciones enteras.

Albert Einstein dejo dicho: *"Si alguna vez tienes que elegir entre el mundo y el amor: si eliges el mundo perderás el amor, pero si eliges el amor, con él conquistarás el mundo".*

A partir de entonces ya no concibo mi vida sin él, pero ahora no espero grandes muestras de pasión, ni constantes demostraciones de que me quiere mucho, sólo deseo que me quiera un poco cada día. Pues el amor es algo vivo y frágil, como un cachorrito, como una delicada planta, a quien hay que cuidar y alimentar todos los días, para que continúe con vida. A partir de ahora sólo espero envejecer a su lado, porque el milagro nos hace creer que lo mejor siempre está por llegar.

CAPÍTULO 3.
Mis Hijos

S UPE QUE ESTABA embarazada desde el momento mismo de la concepción, me lo decía el corazón, aunque nada más me lo dijese. Estuve toda la noche sin dormir, dándole vueltas a lo que se me venía encima, mientras Emilio dormía a pata suelta.

No deseaba aquel niño, porque además sabía que era niño, me lo decía el corazón, aunque nada más me lo dijese. Yo era tan joven, y tenía tantas ganas de conocer el mundo y de hacer cosas nuevas, que no había sitio en mi vida, en aquel momento, para una criatura extraña que me cortaría las alas.

Pocos días después era Navidad, y durante la noche de fin de año, en una fiesta privada en casa de unos primos de Emilio, anuncié que estaba embarazada y que iba a ser un niño. Me preguntaron que de cuánto tiempo estaba y yo respondí la verdad, que no estaba de ninguna falta, que me correspondía tener la menstruación a mediados de enero, pero que no la esperaba, y que además estaba segura de que iba a ser un niño, me lo decía el corazón, aunque nada más me lo dijese. El cachondeo fue máximo, y lo atribuyeron a que era nochevieja, y que seguramente había bebido demasiado. Pero no era así, yo estaba segura, no lo intuía ni lo creía, lo sabía como sabía que dos y dos son cuatro.

Por supuesto la menstruación no llegó a mediados de enero y fui al médico, que inmediatamente me envió al ginecólogo, entonces me hicieron los consabidos análisis que dieron negativo, y el médico me dijo que no estaba embarazada, que seguramente sería un retraso sin más y que me fuese a mi casa tranquila. Pero yo lo sabía, lo que ocurría es que no lo quería, y la química de mi cuerpo se negaba a admitir aquel embarazo.

Algunos días después, regresé e insistí en mi incipiente estado de gestación. Como me puse tan pesada me envió a hacerme una ecografía a otro ginecólogo, pues por aquel entonces no todos tenían en sus consultas esa tecnología. No vio nada, y me mandaron para casa diciéndome que me tranquilizase, que no estaba embarazada. Pero yo lo sabía, lo que ocurría es que mi mente siempre ha sido poderosa y mi cuerpo respondía a sus órdenes. Pasados unos días más, volví y ante mi insistencia me volvieron a hacer la ecografía convencional y esta vez me dijeron que podía tener un embarazo psicológico, o lo que nuestras abuelas conocían como un "huevo huero", es decir que existía el óvulo pero no estaba fecundado, estaba vacío.

Algunos días más tarde y ante mi convencimiento de que estaba embarazada me enviaron al Hospital Clínico Universitario, donde disponían de la más avanzada tecnología que en ese momento existía en España y parte de Europa. Entonces me pusieron en una máquina muy sofisticada para el momento y empecé a ver a los que me rodeaban abrir unos ojos como platos. Se fueron llamando unos a otros y venían corriendo por el pasillo, por lo visto, a contemplar un espectáculo extraordinario, que nunca antes se había dado. Aquel embrión de pocas semanas se movía como no habían visto nunca, para decirle a los facultativos y al mundo entero: "¡Estoy aquí, enteraros de una vez!". Fue desde ese momento y ante la sorpresa de los médicos, en que lo acepté como mi hijo y parte de mi propio cuerpo y a partir de entonces, curiosamente, todos los análisis y pruebas posteriores dieron positivos.

Acudí a preparación al parto de forma privada, pues entonces no lo contemplaba la seguridad social. Éramos muy pocas, pero entre ellas aún conservo a una de mis mejores amigas. Nos enseñaron todo lo necesario: control mental, técnicas de relajación, cómo respirar en cada instante… Así es que cuando llegó el momento entré en el hospital de la Cruz Roja, y me ofrecieron como centro privado que era, suministrarme una dosis de anestesia parcial. Yo muy segura le dije a todo aquel que quisiera escucharme, que deseaba tener un parto consciente, como mandaba la madre naturaleza, como lo habían hecho los millones de mujeres que me habían precedido en la espiral de los tiempos desde que el mundo es mundo. Que lo tenía todo controlado, que no se preocupasen por mí, que iba muy bien preparada…

Cuando llegué al hospital ya llevaba 12 horas de parto, y pensé que sería llegar y besar el santo; pero no, yo no dilataba de ninguna manera, y el niño era demasiado grande para una mujercita estándar y primeriza, como yo. Mi madre, que se tiró tres días de parto conmigo, en un medio rural y sin la ayuda ni las condiciones de un hospital, me decía que aún no había llegado la hora, que aún tenía que dolerme más. Y yo le respondía indignada: ¡sabrás tu lo que me duele! Pero ella tenía razón, me dolió más, mucho más. Después de otras largas siete horas, en las que empecé a desesperarme y sólo quería tirarme por la ventana, optaron por ponerme el gotero para acelerar los dolores. Entonces sentí que estaba sometida a la más cruel de las torturas jamás soportada.

En el año 1984 la anestesia epidural sólo se ponían de forma privada, sus beneficiarias eran las mujeres de la alta sociedad, por todos conocidas, que salían en las revistas del corazón, y su precio no estaba al alcance de los ciudadanos normales de a pie. Por supuesto no entraba ni en mis planes, ni en mi presupuesto. Poco después empecé a gritar: ¿Dónde está el anestesista? ¡Que venga ahora mismo, me da igual que sean las cuatro de la mañana! ¡No volveré a tener más hijos!, ¡Que me lo saquen ya o demandaré al hospital!, ¡Uno y no más, Santo Tomás!, ¡Que venga el anestesista, por Dios! ¡Que me hagan la cesárea o lo que quieran, pero ahora mismo! Mi marido y mi madre intentaban tranquilizarme, pero no lo conseguían los sedantes que me inyectaban cada poco, ¡lo iban a conseguir ellos!

Llegue a desear que me pusieran una inyección letal, para acabar de una vez por todas con aquel sufrimiento inhumano. Por fin me metieron en el quirófano y me suministraron la anestesia, que no sirvió para nada más que el último empujón y para no permitir que viese nacer a mi hijo. Cuando lo vi por primera vez, estaba lavadito, peinadito y oliendo a colonia. El pobre había sufrido tanto como yo durante aquel parto, y tenía la cabeza deforme y la cara desfigurada. Así es que lo primero que dije cuando me lo mostraron fue: ¿Estáis seguros de que este es mi hijo?, "pues si me lo cambian, me hacen un favor". Mi madre aún no me ha perdonado por esas palabras, porque, pasión de abuela, ella lo veía precioso. Según iban llegando las visitas, yo me ponía muy seria y decía aquello de: *"el primero que diga algo parecido a: ¡que niño tan guapo!, sale inmediatamente de la habitación".*

El ginecólogo que me atendió era muy buen profesional en su labor, y a mí me trataba como a una reina: que no me faltase de nada, que no me incomodasen las visitas…, pero absolutamente desconsiderado con mi hijo, a quien trataba como a un saco de patatas, pues no era asunto suyo sino del pediatra. Sólo le importaba que yo descansara, que el niño no me molestase, para eso estaban las enfermeras, para llevárselo de mi lado y que no fuese una carga para mí. Cuando fue a darme el alta, me preguntó si había sido niño o niña, ¡por Dios, si me había asistido él! Le preocupaba mucho que me quedase como una barbie, que utilizase una faja especial para reducir el abdomen, unos pantis para prevenir las varices…, y me recomendó enérgicamente que no le diese el pecho, que se me estropearía y sería una pena, pues era tan joven, tan mona…., que para eso se había inventado el biberón, y los niños se hacían estupendamente. Decidí desde ese momento que cambiaría de ginecólogo para el resto de mi vida, pues por no se qué transformación bioquímica de mi cuerpo, de mi mente, o probablemente mucho más que eso, aquel niño se había instalado en mi alma para siempre y me sentía absolutamente ofendida con sus palabras.

Por supuesto que le di el pecho, el corazón, y un riñón si lo hubiese necesitado. Y al cabo de unas semanas ya no parecía el mismo niño. Empezó a ponerse condenadamente guapo. Tan guapo que mis amigas decían que era "un niño de bote", de aquellos que salían en las etiquetas de los productos para bebés y en los anuncios publicitarios. Y si que lo era, ya lo creo, y esta vez no es pasión de madre. Era grande, rubio, y guapo de llamar la atención. La gente me paraba habitualmente por la calle, para ver a aquel niño tan extraordinario.

Desde que nació dio claras muestras de ser más raro que un perro verde. Hiperactivo, de tal forma que no podíamos hacer uso del parque infantil, pues se ponía tenso e histérico antes de tocar suelo. Tuve que fabricarme una mochila casera, con una gran pañoleta, donde le llevaba introducido en mi delantera a modo de bolsa marsupial, y de esa forma yo hacía las labores domésticas, salía a la calle e iba donde tuviese que ir, siempre con mi bebé delante, prolongando el embarazo hasta que empezó a andar. La silla de bebé sólo me fue útil para transportar las bolsas de la compra, mientras mi hijo amenazaba con tirarse de la pañoleta de canguro, y yo hacía constantemente equilibrismos para sujetar a la silla y al niño.

A los cinco meses se tiraba de la cuna (de cabeza). A los diez aprendió a escalar los barrotes y a bajar de ella con una naturalidad pasmosa que hacía dudar de mi cordura, pues tras el baño nocturno y la cena, yo dejaba al niño en la cuna y poco después me lo encontraba por el pasillo de tournée.

Cuando precozmente, comenzó a dar sus primeros pasos, perdí ocho kilos rápidamente, pues aquello era de lo más estresante, se sentía atraído por todo tipo de peligros y en el servicio de urgencias del hospital ya le saludaban todos de la forma más familiar. Le dieron puntos de sutura hasta en la cartilla de la seguridad social. Aparecíamos al menos una vez por semana y cogió tanta confianza que corría por los pasillos y se metía en todas las consultas, una vez incluso en un quirófano de urgencias en el que se estaba practicando una operación quirúrgica. Mientras, yo, abochornada, corría constantemente detrás de él, siempre disculpándome en todos los lugares. Con poco más de un año hablaba como un loro y un día se nos perdió en unos grandes almacenes. Lo anunciaron por megafonía, pues indicó claramente cual era su nombre y hasta cómo iban vestidos sus padres. Aquello le pareció tan gracioso, que lo tomó como algo habitual, y a partir de entonces Adrián era anunciado constantemente en la megafonía de la piscina, del supermercado, y de cualquier lugar que le sirviese para publicitarse.

A los tres años se nos perdió en la playa de San Sebastián, delante de nuestras narices, sin quitarle la vista de encima. Era agosto, Semana Grande, en plenas fiestas de la ciudad más bonita de España, y la playa estaba atiborrada de gente. Acabábamos de llegar para pasar un fin de semana y por supuesto no encontramos ni una cama libre en toda la ciudad, así que después de comprar una tienda de campaña y unos sacos de dormir, para instalarnos en el camping del monte Igueldo, nos fuimos a la playa. Su padre y yo nos sentamos con la vista fija en Adrián, como un par de búhos expectantes. La gente iba y venía en un caos constante, los niños jugaban con sus cubos y sus palas…, entonces pasó un señor corpulento que nos impidió durante unos segundos la visión de nuestro objetivo y cuando el señor corpulento desapareció, el niño ya no estaba. Nos levantamos como dos misiles, recorrimos toda la playa, preguntamos a todo el mundo…, y el niño no aparecía. Los minutos iban pasando y la desesperación se adueñaba de nosotros.

Y seguimos buscando y preguntando, y pasaban las horas recordando que el verano anterior, en otras circunstancias, en otra playa, muy lejos de allí, una pareja de extranjeros que no podían tener hijos, nos habían propuesto comprarnos el nuestro, porque les había gustado (haciéndonos una tentadora oferta como si se tratase de un coche), alegando que nosotros éramos jóvenes y podíamos tener todos los que quisiéramos; que ellos disponían de un nivel económico elevado y que nunca le iba a faltar de nada…¡Dios mío, era tan bonito, y tan listo!, esta vez seguro que nos lo habían robado, y delante de nuestras narices.

A Emilio comenzaron a rodarle las lágrimas por la cara y a brotarle una erupción extraña por todo el cuerpo, producto de la ansiedad. Empezó a sentirse fatal y llamaron a una ambulancia. Yo me encontraba en una ciudad que no era la mía, donde no conocía a nadie, se suponía que para pasar un fin de semana feliz en la playa con mi familia, sin una habitación donde instalarnos, con mi hijo de tres años desaparecido y mí marido ingresado en el hospital. Aquello era surrealista, pero no me quedaba más remedio que hacerme la fuerte, pues en aquel momento, yo era el mástil que sujetaba la situación.

Pasadas las horas, oí por megafonía que había unos cuantos niños recogidos en el guardarropa de la playa y comencé a correr desesperada en aquella dirección. Cuando llegué comprobé que allí estaba la mujer que cuidaba de la ropa, y detrás de ella, pude ver unas cuantas cabezas de niños tras una puerta abatible de mediana altura. Llorando le dije que buscaba a un niño rubio, pequeño, al que no veía allí. La mujer me tranquilizó, y abatiendo la puerta me mostró que sí estaba, pero que era el más pequeño de todos y que su cabecita no era visible desde mi posición. Rompí a llorar abrazándole, mientras él me decía: "mamá, esta vez has tardado mucho en venir a buscarme".

Nos pasamos el resto del día en el hospital mientras a Emilio le hacían todo tipo de pruebas hasta descubrir lo que ya sabíamos: que la erupción y la fiebre eran la somatización de un estado de estrés. Al día siguiente y por otros motivos, tuve la urgente necesidad y apremiante tentación de tirar al niño al mar desde un acantilado, para poder decir que se me había perdido (¡Dios mío, no quiero recordar que fin de semana nos dio!).

Durante casi seis años, Adrián fue hijo único, sobrino único y nieto único por parte de madre, con el consiguiente derroche de atención, mimos y caprichos. Sus tíos y abuelos no reparaban en caprichos, y le compraban los juguetes más caros del mercado, pero él los despreciaba absolutamente. No prestaba un ápice de atención al scalextric, al tren eléctrico, ni al último de los robots cargado de luces, y sólo jugaba con las cajas de cartón, arrastrándolas por toda la casa.

Decidimos comprarle un cachorro precioso de labrador retriever, como el del anuncio de scotex, para que crecieran juntos. Recuerdo a ambos con el pañal puesto, a cuatro patas por el pasillo. Recuerdo también como el niño maltrataba al perro agarrándole por el rabo y dejándole caer, mordiéndole las orejas, etc…y éste no le hacía ningún daño (es increíble lo que tenemos que aprender de los animales). Recuerdo como se dirigían los dos al plato del cachorro a cuatro patas y compartían la comida. Recuerdo como Adrián le ofrecía el chupa-chups y, acto seguido, lo chupaba él. Pero el colmo fue cuando le pillé compartiendo las galletas mojadas en el agua sucia de la fregona. Nunca más en mi vida volví a dejar agua en el cubo de fregar, y en mi obsesión por la limpieza, desde entonces lo dejo desinfectado y seco. El cachorro, desgraciadamente duró poco en casa. Con todo el dolor de mi corazón lo tuvimos que regalar por el equilibrio del hogar, la salud física de mi hijo y por mi salud mental. Poco después le compramos un conejito blanco con los ojos rosas. Un día lo metió en la bañera con él y el pobre animal intentando salir, con todo el pelo mojado parecía una rata. Lo tuvimos que secar con el secador de mano.

Una noche, durante las fiestas del pueblo, yo había dejado a Adrián, que sólo tenía unos meses, acostado, y me dispuse a ir al baño para maquillarme con la intención de ir a la plaza donde se celebraba el baile. Todo estaba tranquilo, el niño era muy activo y daba mucha guerra durante el día, así es que por las noches estaba agotado y dormía de un tirón. No oí ningún ruido, nada que me hiciese sospechar que algo no iba bien. Pero me lo decía el corazón. Mientras me estaba maquillando en absoluto silencio, sentí un vuelco que me hizo ir inmediatamente a la habitación donde estaba mi hijo.

Me lo encontré morado, con los ojos en blanco y dando espasmos. No sé de donde me salió el valor, pues si me disponía a pedir auxilio, me hubiese llevado unos minutos, con el consiguiente revuelo familiar, y mi hijo se hubiese ahogado antes de que yo bajase las escaleras. Lo cogí por los pies, lo puse boca abajo y comencé a darle golpes en la espalda. Entonces soltó una moneda de veinticinco pesetas (enorme) que tenía atrancada en la garganta, y que había cogido de la mesilla (dónde Emilio tenía la mala costumbre de vaciar sus bolsillos).

Esa fue la primera vez que le salvé la vida. Después vinieron algunas más: No había cumplido los tres años y acabábamos de mudarnos a una casa que se encontraba en el piso número once de un gran torreón. Era sábado por la tarde, Emilio y yo, estábamos viendo una película tranquilamente sentados en el sofá, mientras el niño jugaba en su habitación. Nada hacía presagiar que ocurriese nada grave. Pero otra vez me lo decía el corazón y me levanté inmediatamente en busca de Adrián. Entonces me lo encontré en una habitación que no era la suya, dónde había acercado una silla a la ventana, que no sé como había abierto, y tenía ya más de medio cuerpo fuera, porque desde allí se veía la piscina de la urbanización. Mi primer instinto fue el de gritar, pero si lo hubiese hecho, el niño se hubiese precipitado al vacío. Así es que fui muy despacito, sin hacer ningún ruido, hasta que pude agarrarlo fuerte y meterlo para dentro.

No se cortaba ni con un cristal y no se callaba ni debajo del agua. Un día, con poco más de un año, íbamos en el autobús y descubrió una valla publicitaria de la empresa donde trabajaba su padre, de la cual conocía perfectamente el logotipo y por supuesto su traducción. Entonces en voz alta comenzó a relatar el nombre de la empresa y todo lo que ponía en la valla, palabra por palabra. La gente nos miraba con asombro desmedido, pues pensaban que el niño leía perfectamente. Se fijó en una mujer que le estaba mirando embelesada, y señalándola con el dedo, me preguntó a voz en grito: "mamá, y esa señora, ¿porqué es tan fea?"...Otro día, bajando en un ascensor, desde el piso nº 12 junto a un señor a quien le faltaba una oreja, y hasta el piso bajo se me hizo eterno, pensé que no llegaríamos nunca, pues el niño (que tenía dos años), no hacía más que increpar a aquel hombre con preguntas al respecto.

No conocía la timidez: un día en una función de la fiesta del pueblo, un grupo de animación solicitó un voluntario, adulto, entre el público y Adrián, ni corto ni perezoso, se subió al escenario con tres años, el presentador intentó disuadirle para que bajase, pero a los diez segundos se había ganado al público con su desparpajo y fue la atracción de la fiesta.

Anécdotas de este tipo se repetían constantemente. Un día en la guardería, la profesora les explicaba la creación, por supuesto a nivel de niños de dos y tres años:

- *"y Dios hizo el cielo, la tierra y las estrellas…"*, entonces Adrián se quedó muy pensativo y le espetó:
- *"Señorita, hay una cosa que no entiendo"*. La profesora le preguntó: ¿qué es lo que no entiendes, Adrián?, y él le interrogó de la forma más inocente:
- *"¿Quién hizo a Dios?"*

Fue tan peculiar, y me consumió tanta energía que cuando estaba embarazada de Gloria, yo llevaba un peto rosa de premamá, y los amigos me decían "no sé como te atreves, Espinete", (haciendo alusión al popular personaje televisivo de la época). "Te vas a enterar, como te venga otro igual que este".

Adrián estaba impresionado por el milagro que hacía posible que su hermanita estuviese dentro de la tripa de mamá y se pasaba el día controlando sus movimientos: ¿mamá, se ha movido?, poniendo sus manitas sobre mi vientre. Pero le preocupaba como había llegado hasta allí, y sus preguntas eran tan agudas y directas que opté por comprarle un libro que se titulaba "¿de dónde venimos?" y que era una exposición científica, detallada y gráfica, a nivel de un niño de tan corta edad, del milagro de la vida. Una noche se durmió mientras yo le leía ese libro y respondía a sus preguntas. Entonces me quedé mirándole. Observé esa paz que sólo transmite un niño dormido. Había llenado tanto mi vida, que pensé que por muchos hijos que tuviese, nunca podría querer a ninguno de ellos como a aquel niño tan plácidamente dormido, tan rubio, tan guapo, tan inteligente, tan mío…

¡Qué equivocada estaba! Poco después llegó Gloria. Oí una voz extraña que aseguraba había sido una cesárea larga y complicada en la que yo podría haber perdido la vida. Que si el médico hubiese llegado unos minutos más tarde, mi hija podría haber sufrido una parálisis cerebral o ser sencillamente un vegetal; pues además de estar mal encajada, llevaba dos vueltas del cordón umbilical al cuello, lo cual impedía que el oxígeno le llegase al cerebro. La voz indicaba a los allí presentes la conveniencia de mantenerme despierta, para contrarrestar así los efectos de la anestesia.

¡Estaba tan bien en aquel lugar! Era como si hubiese cruzado a otra dimensión, de la cual me negaba a salir. Nunca supe en qué estado de conciencia estuve, ni dónde ni con quien, pero si existe el cielo era allí donde me encontraba. Recuerdo entre ensoñaciones que todos intentaban despertarme aún cuando a mí no me apetecía lo más mínimo. Ganaron ellos, y me vi en la cama del hospital de la seguridad social, con un tubo de suero entrándome por el brazo, un drenaje saliéndome por una herida en mitad del vientre, y una sonda que finalizaba en un bolsa de orina. Tenía mucho frío, pues acababa de salir del quirófano, y estaba algo aturdida.

Me picaba la garganta como si me pasaran una lija del siete. Yo era fumadora de toda la vida, y a mi faringitis crónica se unía la desagradable sensación de haber tenido otro tubo introducido por la boca, hiriéndome la garganta, durante la operación. Me apetecía carraspear, toser a placer para liberarme de aquel martirio, pero el dolor de la herida en el vientre, era espantoso si lo hacía, y aquella fila de puntos interminable parecía que iba a rasgarse de un momento a otro. Entonces pedí agua, sólo una pequeña cantidad del líquido elemento era la solución a todos los problemas que me afligían en aquel instante; pero para mi desgracia me la negaron, no podría beber nada en tres días, tampoco podría comer. Me dijeron que no iba a necesitarlo, pues la bolsa de suero haría las funciones. ¡Oh, Dios mío!, no podría creerlo.

Entonces me enseñaron a mi hija, otra vez lavadita, peinadita y oliendo a colonia. Tuve la sensación de que mis hijos nacían así. Era la primera vez que la veía, y sin embargo ya la conocía. ¡Por supuesto!, no podía ser de otro modo. Estaba segura de que si me la hubiesen presentado entre un centenar de bebés recién nacidos, yo hubiese sabido que aquella era mi hija y no otra. No la estaba conociendo, la estaba reconociendo. Fui consciente de que me estaba ocurriendo algo fuera de la común; lo había experimentado ya en algunas ocasiones, aunque como a toda la valiosa información que no me llegaba a través de los cinco sentidos físicos y materiales, torpe de mí, no le había concedido la importancia que merecía. Era como si ciertas personas y situaciones estuviesen ya en mi vida, antes incluso de que apareciesen en ella.

Gloria era preciosa desde el primer día, pues no había sufrido para venir al mundo. Muy al contrario le habían facilitado el camino. Tenía los ojos abiertos y su mirada era profunda, serena, llena de vida, como si ya estuviese cargada de experiencias. Era morena, totalmente diferente a Adrián. Pensé entonces que el cóctel de genes probable entre Emilio y yo era tan variado, que si tuviésemos una docena de hijos, no se parecerían entre sí. Sin duda Gloria era muy vieja desde el mismo momento en que llegó al mundo. Seguramente había pasado por muchas vidas hasta llegar a esta, y en más de una, yo había estado a su lado, de eso estaba segura. ¡Aquel bebé me inspiraba tanto amor!

Un tirón en la herida me recordó que había sido sometida a una intervención quirúrgica, y para ello, bajo los efectos de una anestesia general. Lo cierto es que yo había estado sometida a una química extraña y mi sentimiento era el de haber tomado contacto con un mundo diferente, del que no me estaba permitido recordar nada, pero que había dejado una huella en mi espíritu. Estaba más tranquila, más serena, más consciente de mi propia existencia, más agradecida por ella.

Siempre me había preguntado qué era lo que ocurría realmente cuando a una persona le aplicaban una anestesia general. No estaba simplemente dormida, puesto que se despertaría al primer golpe de bisturí ó sacudida dolorosa; tampoco estaba muerta, yo era la prueba evidente. Entre estar plenamente consciente y estar muerta existe una inmensa gama de grises en una larga escalera llena de peldaños, la mayoría de ellos se nos escapan. Entonces, ¿en qué estado se encuentra una persona bajo los efectos de la anestesia?, ¿qué ocurre realmente?, ¿cual es su estado de conciencia? Todas esas preguntas se las formulé al médico durante la próxima visita que me hizo. Me dijo que una persona anestesiada estaba en un estado de coma reversible, producido por la mezcla de sedantes y otros fármacos. Claro está que a las preguntas metafísicas no supo responderme. Menos mal que me conocía muy bien y nada le sorprendía, pues me había soportado durante todo el embarazo y ya no se asustaba de mis salidas de pata de banco. La última pregunta que le había formulado cuando mi hija aún estaba dentro de mí, había sido: ¿Cuántas almas tiene una embarazada?..., me respondió que ni él ni nadie lo sabía. Pero que los ganaderos sí sabían, porque habían comprobado y utilizado para su beneficio económico, que una res muerta pesa algunos gramos menos que la misma res viva. Curioso, pensé: ¡el alma pesa!

Mis hijos y yo siempre tuvimos una comunicación poco común. Cuando eran bebés, yo me despertaba en mitad de la noche y a los pocos segundos, pero siempre después, comenzaban a llorar. Cuando Adrián empezó a hablar, me respondía de la forma más natural a cuestiones que yo tenía en mente, pero a las que aún no le había formulado la pregunta. Y cuando ya estaba Gloria en nuestras vidas, la oíamos llorar los dos, cuando la niña se encontraba a kilómetros de distancia, en casa de mi madre. La oíamos de verdad, era su llanto inconfundible. Entonces llamábamos por teléfono y obteníamos la confirmación de que Gloria estaba llorando.

Yo sabía siempre cuando se iban a poner enfermos, días antes de cualquier síntoma, sólo con mirarles a la cara. Y no me equivocaba nunca. Gloria decía: "mamá es bruja, siempre acierta cuando me voy a poner malita". Un día al volver del trabajo, mi hijo era muy pequeño y había pasado la tarde con sus dos abuelas y sus dos tías más cercanas, pero ninguna de ellas se había dado cuenta de que el niño no estaba bien. En cuanto le eché la vista encima supe que tenía fiebre y ellas me lo negaban, me decían que no le habían notado nada en toda la tarde, pero el termómetro lo confirmó, yo tenía razón como siempre, en asuntos de la salud de mis hijos.

Muchas veces me he preguntado dónde termina el cordón umbilical, y si se trata sólo del tubo que une el embrión a su placenta, o es algo mucho más grande y misterioso, que se escapa a aquello que nos está permitido comprender. Muchas veces me he preguntado si mis hijos me fueron dados para enseñarles o para aprender de ellos…

Gloria se crió rolliza y tranquila, la vida suele dar una de cal y otra de arena. Durante el primer año comía y dormía tranquilamente. Pero cuando empezó a hacer gracias y a llamar la atención, los accidentes se sucedían uno detrás de otro, inexplicablemente.

Al principio no lo comprendíamos, pues Gloria era una niña tranquila, y no era normal que le sucediesen tantas cosas. Por aquel entonces Adrián tenía siete años y leía todo lo que caía en sus manos, fuese propio de su edad o no, le interesaba todo. Sus llamadas de atención nada tenían que ver con las de un niño de su edad que se sentía "un príncipe destronado".

Entonces se inventó cólicos nefríticos y representaba a la perfección todos los síntomas referentes. Durante meses, casi a diario, me lo llevaban a casa del colegio inmóvil o con espasmos. Ante el asombro y la preocupación de las personas que se habían tomado la molestia de llevarlo a casa, yo les mostraba agradecimiento y les tranquilizaba diciéndoles que no pasaba nada, que sólo era una llamada de atención del niño. Le hicieron todas las pruebas oportunas, hasta que el médico me aconsejó que lo llevase a un psiquiatra, porque físicamente estaba como una manzana.

No fue necesario. Teníamos una amiga enfermera y le hicimos creer que ella lo había preparado todo para la intervención quirúrgica de extraerle un riñón, y que se quedaría el resto de su vida en una silla de ruedas, como Clara, la amiga de Heidi (dibujos animados que se emitían en la televisión de la época). Fue entonces cuando comenzó a llorar desconsoladamente y confesó avergonzado que todo había sido una mentira.

Adrián era muy inteligente, pero como ocurre con este tipo de niños, prácticamente antisocial. No hacía amigos fácilmente, porque casi nadie cumplía sus expectativas. La música sí le interesaba, así es que comencé a llevarle a óperas y conciertos. La primera vez, él tenía seis años, y yo dudaba de si aguantaría la ópera entera o me prepararía un espectáculo y tendría que salir por pies del teatro. Pero ante mi gran sorpresa, Adrián permaneció totalmente concentrado y absorto durante los dos actos de "Rigoletto", incluso me mandó callar en más de una ocasión, cuando yo le preguntaba si le estaba gustando. A partir de ahí vimos juntos "El Nabuco", "El Lago de los Cisnes", "El Cascanueces", "El Concierto de Año Nuevo"…., y todos los espectáculos de música clásica que se celebraban en la ciudad.

Comenzó a estudiar música y participó en la banda municipal. Poco después se interesó por el piano y asistió a clases durante años, deleitándonos en las reuniones familiares y los actos públicos del municipio, incluso tocaba en bodas, donde se sacaba una propinilla.

El deporte no era precisamente su fuerte. Le apuntamos a todo: tenis, natación, balón-cesto (porque eso de que era muy alto), judo, kárate, etc…., y en alguno llegamos incluso a federarle, sin éxito en ninguno de ellos. No era competitivo en absoluto y jamás disputaba por el balón, y tampoco corría si no era absolutamente necesario. El profesor de tenis llegó a decirle que la raqueta servía para darle a la pelota.

El único músculo que ejercitaba era el que encerraba y contenía la materia gris. Se lo sabía todo. Cosas que no eran de su nivel, ni formaban parte del programa educativo del curso que realizaba. Pero Adrián siempre fue un poco extraño y, de vez en cuando, el psicólogo del colegio nos llamaba para hacernos saber que nuestro hijo realizaba los exámenes a un par de niveles por debajo de sus conocimientos, para formar parte del grupo masivo de la mediocridad, y de esa forma no destacar. Aún así, nunca supimos lo que era un suspenso, y en el bachillerato y la universidad, dónde ya se jugaba su expediente y su futuro, fue absolutamente brillante. Eso sí, desastre y desordenado hasta límites insospechados.

Una vez, cuando era pequeño, fui a hablar con su tutor en el colegio. Era una visita de rigor, para interesarme por la trayectoria académica del niño. Don Pepe, con los ojos vueltos hacia arriba en actitud de desesperación, me dijo: "Ah, es usted la madre de Adrián…, pues que quiere que le diga; intelectualmente es muy bueno, por lo demás, un auténtico desastre. Mire, aquella mesa de allí es la suya, se lo puede usted imaginar". La mesa llamaba la atención entre todas las demás por su desorden y suciedad. "Qué me va usted a contar, si soy su madre. Más de una vez he salido llorando de su habitación, pues pueden aparecer las cosas más insospechadas; ayer mismo me encontré de separa-páginas en el libro de matemáticas una sardina en aceite". "Yo que soy una maniática del orden y la limpieza, y ya ve usted, no puedo con él. Creo que voy a tener que tirar la toalla".

Gloria era totalmente diferente, y no sólo en el físico, sino también en el químico y en el psíquico. Era el colmo de la sociabilidad; si Emilio y yo nos sentábamos en una terraza a tomar algo, a los cinco minutos la niña ya había hecho amigos. En todos los lugares a donde fuese, Gloria era siempre muy popular. En el colegio tenía una media de cuatro cumpleaños al mes, y fuera del colegio otros tantos. Estaba en todos los saraos. En un tiempo en que los cumpleaños eran sólo de niñas o sólo de niños, las niñas la invitaban como una más, pero es que en los cumpleaños de los niños, iban los niños y mi hija (que no sé porqué era a la única niña a la que invitaban), poco después Gloria exigió que también invitasen a su amiga Aitana (para que la fiesta no estuviese tan descompensada) y ellos aceptaban, con tal de que Gloria no faltase. Después los cumpleaños eran mixtos y pasados unos cuantos años, volvieron a ser exclusivos de cada sexo. Gloria siempre estuvo en todos. Esto ocurría desde que mi hija tenía tres años y hasta prácticamente la mayoría de edad. Teníamos un verdadero presupuesto en regalos al mes.

Es curioso, porque el colegio era el mismo al que asistía su hermano Adrián, y sin embargo él nunca fue a ningún cumpleaños. En fin, que si en vez de ser su madre y estar segura de que ambos habían salido de mi útero, yo hubiese sido su padre, habría tenido serias dudas de que fuesen hijos míos los dos.

Con Gloria conocimos lo que eran los suspensos (en plural), y claro, como no estábamos acostumbrados, pues no sabíamos cómo encajarlo. Y no era porque fuese torpe, ni mucho menos. Era porque Gloria tenía una vida social muy activa, y eso le llevaba mucho tiempo y le interesaba mucho más que sacar buenas notas. Tenía varias pandillas de amigos, en el pueblo, en la ciudad, en todas las partes, y casi no tenía tiempo de atenderlos a todos.

Ha sido Scout desde que tenía seis años y lo será toda la vida. Ecologista por naturaleza, siempre ha llevado a cabo las máximas de Baden-Powell (creador del proyecto scout): *"dejad el mundo mejor de lo que os lo encontrasteis"*, y de John James Audubon *"El auténtico conservacionista es alguien que sabe que el mundo no es una herencia de sus padres, sino un préstamo de sus hijos"*. El saco y la mochila fueron siempre sus compañeros inseparables y sabía montar tiendas de campaña en tiempo record. También aprendió todo tipo de artes de supervivencia, además de cocinar y mantener en orden la casa.

A medida que iba creciendo, se iba convirtiendo en una belleza con un cuerpo de escándalo. Pero ella no parecía ser consciente de este hecho, y no le daba importancia a las docenas de llamadas de adolescentes que querían quedar con ella. Gloria siempre tuvo la cabeza muy bien amueblada. Es honesta, prudente, y posee un encanto personal indiscutible desde que nació, que le permite saber estar en cualquier sitio y ante cualquier situación. Sin ninguna duda es mucho más lista que Adrián.

Probablemente Adrián sea más brillante en los estudios, pero en la vida, no tengo ninguna duda de que Gloria le dará cien vueltas. Ella siempre conseguía engañarle, desde que eran pequeños, y eso que él la llevaba seis años de diferencia. Pero ella era rápida y vivaracha, y sabía defender muy bien sus intereses. Mientras que él era ingenuo y confiado, y nunca le dio valor a nada material. Muy al contrario de Gloria, que la primera palabra que pronunció no fue mamá, ni papá, ni nada que se le pareciese. Su primera palabra ante la sorpresa y las risas de los presentes, fue con la mano extendida y dijo: "dinero".

Cuando tenía cinco años, participó en una función de teatro en el colegio, y a la salida, las otras mamás me felicitaron ante la gracia y el desparpajo de la niña. Unos días mas tarde, un novel director de cine se presentó en mi casa para solicitar que Gloria participase en un corto que tenía pensado rodar. La película trataba de la historia cronológica de una pareja, y Gloria junto con Muzi, harían de protagonistas en el tiempo en que eran niños. Guillermo Mucientes (Muzi), el niño que interpretaría el personaje masculino, se había empeñado en que su compañera de reparto fuese mi hija y no otra.

Accedimos, y el corto fue presentado a varios concursos nacionales. La historia con Muzi, compañero de clase de Gloria de toda la vida, y por lo tanto de su misma edad, es mucho más interesante. Recuerdo como cuando era muy pequeñito y no le estaba permitido utilizar el ascensor, bajaba las escaleras del torreón de su casa (un duodécimo piso), para a continuación subir las del nuestro (un onceavo); y cuando exhausto y resoplando llamaba al timbre de mi puerta y yo le abría, me decía con un respeto y educación que me dejaba perpleja: "buenos días señora, vengo a buscar a su hija Gloria, no se preocupe, yo cuidaré de ella. Dígame ¿a que hora le parece bien a usted que la traiga de vuelta a casa?", Yo no salía de mi asombro, y atónita, haciendo esfuerzos por contener la risa, dudaba todos los días entre responderle conspicua y educadamente, o comérmelo a besos sin más.

Los años fueron pasando y a veces nos encontrábamos a Muzi en el supermercado o en cualquier plaza de la ciudad. Él se acercaba, y muy educado nos saludaba, a mi me daba dos besos y a Emilio le extendía la mano y nos decía cuanto se alegraba de vernos. Gloria nunca le hizo mucho caso, pero ante sus constantes rechazos, y aunque no salían juntos, él seguía yéndola a buscar a casa para acompañarla a la discoteca, y a una hora prudente, volvía a la discoteca para acompañarla al autobús que la llevaría de vuelta a casa. A Gloria le molestaba tanta protección y más de una vez le contestaba con cartas destempladas algo así como que él no era su padre. Pero a Muzi le daba igual; el cariño que siempre ha manifestado por mi hija no se marchitaba ni con los años, ni con los desaires de Gloria.

Muzi se compró un traje de payaso y se pasaba los fines de semana visitando a los niños de los hospitales, haciéndoles la vida más grata. Siempre tuvo un talento innato para las artes escénicas, y ante un micrófono se explayaba y podía contar las historias más inusuales. Sus notas eran brillantes, pero su humanidad superaba cualquier expediente académico. Con los años formó su propio grupo de teatro y por supuesto contó con Gloria como una de sus actrices. Así es que hubo un tiempo en que Emilio y yo íbamos por los pueblos, de feria en feria, para ver las representaciones del grupo. Gloria estaba encantada, siempre había tenido una vena de titiritera, así es que se apuntó a clases circenses. Andaba sobre los zancos y hacía malabarismos, pero lo que mejor se la daba era hacer de payasa. Pronto empezó a acompañar a Muzi a los hospitales para hacer sonreír a los niños que no podían salir de allí.

En la asociación de empresarios, que yo presidía en el pueblo, siempre hacíamos una fiesta del comercio anual, y el grupo de teatro *"Nunca Jamás"* era contratado como animación de calle y representaban sus espectáculos con mucho éxito.

Más de una vez le he dicho a Gloria: "Ya verás hija, al final terminarás con Muzi", y ella muy displicente me contesta: "No digas bobadas mamá, pero si es como mi padre", a lo que yo le respondo: "Precisamente por eso cariño, precisamente por eso".

CAPÍTULO 4.
El Negocio

HACE VARIOS AÑOS, una de mis grandes crisis personales; la de los cuarenta supongo, me llevó a hacerme las temibles preguntas: ¿Qué he hecho yo con mi vida?, ¿Cómo he llegado hasta aquí?, ¿En que momento perdí el control?..., me sumió en una depresión que me sirvió de trampolín para que se produjese un cambio radical en mi existencia. Las crisis no son más que un anuncio de insatisfacción, y si sabemos superarlas deberemos experimentar un cambio en nuestras vidas (interior y exterior). Gracias a aquella crisis salté de mi estado de estabilidad laboral, hasta que la jubilación nos separe, con una empresa pública, para montar mi propio negocio (una de las decisiones más importantes y arriesgadas a las que he tenido que enfrentarme, y que cambió radicalmente mi vida).

La gente, desde fuera, me decía que estaba loca, que lo que yo tenía era exactamente aquello que todo el mundo deseaba, y por lo que se pasaban años de su vida luchando por conseguir: un puesto estable, en un entorno agradable como era el Parque Tecnológico, un bonito despacho y un sueldo más que aceptable. Pero las cosas son así, a veces nos pasamos media vida luchando por algo, y cuando lo conseguimos resulta que no nos hace felices, o cuando llegamos a esa meta, resulta que ya no nos satisface y nos hemos marcado otra. La felicidad nunca está en la cumbre, sino en el ascenso de la montaña. No me sentía bien haciendo trabajos repetitivos que no me permitían desarrollar mi creatividad. Me había dado cuenta hacía tiempo, y aquel lugar era además, un vivero de empresas que ofrecía servicios a los nuevos emprendedores, que con ilusión e iniciativa, comenzaban su andadura en sus nuevos negocios.

Ellos eran los que de verdad me inspiraban, hasta que comprendí que lo que yo quería era montar mi propio negocio, en el que dejase mi sello, mi personalidad, algo así como una extensión de mí misma, en lugar de pasarme el resto de mi vida realizando tareas repetitivas de funcionariado, entre jefes y compañeros a los que no había elegido, y que no me aportaban nada mas que descontento. A veces, cuando lo que estamos haciendo en el mundo nada tiene que ver con lo que hemos venido a hacer, la vida nos va empujando hacia nuestro destino, unas veces suavemente y otras a patadas. Era un manzano que estaba viviendo la vida de un ciruelo, y la ley natural es inapelable, si se planta un manzano, la tierra dará un manzano, nunca dará un ciruelo. Me sentía como un árbol metido en una caja, que iba creciendo hasta que llegó un momento en el que ya no cabía dentro y sólo le quedaban dos opciones: o se doblaba para siempre o rompía la caja. Elegí la segunda opción.

Así es la vida, no todos deseamos las mismas cosas, unos quieren un Ferrari y otros un Velero. Así es que dejé la empresa sin solicitar una excedencia, sino renunciando a ese derecho para no poder contar con la oportunidad de volver. Me dije a mi misma que "el fracaso era un lujo que no me podía permitir" y como Alejandro Magno al llegar a las costas de Fenicia, quemé las naves.

Cuando Alejandro Magno hubo desembarcado a todos sus hombres en la costa enemiga, dio la orden de que fueran quemadas todas sus naves. Mientras los barcos se consumían en llamas y se hundían en el mar, reunió a sus hombres y les dijo: *"Observen como se queman los barcos. Esa es la única razón por la que debemos vencer ya que si no ganamos, no podremos volver a nuestros hogares y ninguno de nosotros podrá reunirse con sus familias nuevamente ni podrá abandonar esta tierra que hoy despreciamos. Debemos salir victoriosos en esta batalla ya que solo hay un camino de vuelta y es por mar. Caballeros: cuando regresemos a casa lo haremos de la única forma posible, en los barcos de nuestros enemigos".* El ejército de Alejandro Magno venció en aquella batalla regresando a su tierra a bordo de los barcos conquistados.

Cuántas veces la falta de fe y el miedo, el sentimiento de estar ligados a la seguridad nos impide conseguir lo que deseamos, nos hace renunciar a los cambios, a los sueños. Nos hace negar los anhelos y las metas que están grabadas en lo más profundo de nuestro corazón. Cuántas veces la seguridad de poseer algo nos hace renunciar a la posibilidad de conseguir algo mucho mejor. Cuántas veces lo que tenemos fácilmente a nuestro alcance, nos impide crecer, haciendo que la seguridad se convierta en mediocridad, en fracaso y en monotonía.

Salí de aquella crisis comprendiendo que estoy en este mundo para crecer. Que la diferencia entre una flor plantada y otra cortada, es que la primera seguirá creciendo cada día y mostrando toda su belleza; mientras que la segunda comenzará a marchitarse desde el mismo instante en que fue cortada, hasta terminar muriendo. Que todo lo que soñamos puede lograrse, que la fe nos da la fuerza necesaria para obrar milagros en nuestra vida cuando lo deseamos. Que las personas perseverantes inician su éxito donde otras acaban por fracasar. Que el mundo no se acaba a las puertas de la empresa donde hemos trabajado durante años, sino que comienza allí.

Que ningún camino es demasiado arduo para alguien que tiene claros sus objetivos y avanza con decisión y sin prisa. *"Sólo por hoy haré un programa detallado. Quizás no lo cumpliré cabalmente, pero sólo propondré y me guardaré de dos calamidades: la prisa y la indecisión. Sólo por hoy creeré firmemente (aunque las circunstancias demuestren lo contrario), que la Divina Providencia se ocupa de mí como si nadie existiera en el mundo. Sólo por hoy no tendré pesimismos ni temores. De manera particular no tendré miedo a gozar de lo que es bello y creer en la bondad"* Papa Juan XXIII

La historia de la humanidad nos ha demostrado que siempre triunfan aquellos que creen que pueden hacerlo. Que no hay crisis o profecía alguna que pueda con quien posee la determinación del éxito. Que si enfrentamos la noche pensando en el fracaso, amaneceremos con el temor de fracasar. Pero si la enfrentamos con el pensamiento anclado en el éxito, al día siguiente el mundo entero conspirará a nuestro favor hasta hacer posible dicho éxito. *"Tanto si crees que puedes, como si crees que no puedes, en cualquier caso estás en lo cierto"* Enri Ford.

Cuando elegí el local donde está ubicada mi tienda, nadie lo veía como adecuado, pues estaba en obra, era largo, oscuro, irregular, y se encontraba en una zona poco comercial. Pero yo creí en aquel local desde que puse mi pie por primera vez en él. Y como soy muy tenaz, me empeñé en que tendría que ser ese hasta que lo conseguí. Unos meses más tarde, cuando la obra hubo terminado y le di mis toques personales, nadie podía creer que se tratase el mismo local.

Posteriormente me matriculé en Decoración e Interiorismo, Diseño de Interiores y Creación en 3D por ordenador, y todo aquello que me pudiese aportar conocimientos específicos sobre el negocio; pues tenía que ofrecerle al cliente toda la profesionalidad de la que fuese capaz. Estaba tan ilusionada que acabé los estudios en un tiempo record, y con muy buenas calificaciones.

Empecé a ir a todas las ferias de decoración nacionales e internacionales que estuviesen a mi alcance, y poco a poco fui construyendo mi sueño.

El secreto de todo triunfo es creer en uno mismo, respetar nuestra intuición, saber escuchar, estudiar en profundidad cada situación, discernir, actuar con confianza, certeza y seguridad. Ser conscientes de que si logramos vencer las dificultades que se nos presentaron ayer, venceremos sin duda las de hoy. Y que cuando llegue el momento tan temido se dará en nosotros la fuerza, la voluntad y el criterio necesario para superar todas las dificultades.

El secreto del éxito es tan viejo como el mundo: "fe y trabajo", "ora et labora", "a Dios rogando y con el mazo dando". Todas estas frases trasmiten el mismo mensaje, porque no hay otro. La fe sin trabajo no sirve para nada, porque el trabajo es la materialización de la fe en nosotros mismos; y el trabajo sin la fe es como un banco de dos patas, se termina cayendo. Pablo Picasso lo expresaba así cuando le hablaban de la inspiración (que es la fe en la fuerza creadora): *"que me pille trabajando"*.

Hoy tengo una bonita tienda de muebles, regalos y decoración por la que transita mucha gente. Amigos que se convierten en clientes y clientes que casi siempre se convierten en amigos. Ahora por fin sé quienes son mis amigos y me siento absolutamente afortunada, pues dicen que para contar a los amigos de verdad sobran dedos de una mano y a mí me faltan manos.

De los conocidos (casi todo el pueblo), sé quienes se interesan por mí de verdad y quienes por compromiso (lo cual me parece en cualquier caso estupendo, pues es muy loable mantener la cortesía y las buenas maneras). Ahora sé quienes me quieren incondicionalmente (con, sin, y a pesar de la enfermedad, los éxitos y los fracasos) y quienes no.

El hecho de trabajar de cara al público es una auténtica universidad enriquecida con un master en relaciones humanas. Mi experiencia al respecto me dice que la inmensa mayoría de las personas son buena gente, honrados y hasta encantadores. Sólo existe un bajísimo porcentaje de indeseables que todos nos hemos encontrado alguna vez, no sólo en el comercio, sino en cualquier aspecto de la vida.

En mi tienda siempre hay gente, aunque no vayan a comprar nada. Pero a lo largo de los años, he ido consiguiendo un grupo heterogéneo de relaciones entrañables, amigos de todas las edades, sexos, y condiciones, que me visitan con asiduidad. Algunos de ellos notables socialmente: artistas, escritores…, pero todos de una calidad humana sobresaliente (aunque no sean conocidos). Se sientan en frente de mi mesa y hablamos durante horas. Hablamos de todo, de la vida, de la salud, del amor, de la libertad, de nuestros problemas, de nuestros hijos, de teatro (pues estoy abonada a las funciones que se representan en el pueblo desde que se inauguró la Casa de las Artes), de música, de cine, de literatura…, en fin, que mi vida es rica en relaciones y le agradezco al cielo por ellas y todo lo que me aportan.

Muy a menudo, mis clientas me cuentan sus vidas y las del resto del pueblo, y no sé porqué, pues yo no pregunto nada y no me suelen interesar las vidas ajenas, pero conozco todos los chismes del pueblo. No es mi estilo y mi discreción no me lo permite, pero por la información que han puesto en mi conocimiento, podría muy bien hacer un programa del corazón de esos que tanto éxito tienen en televisión.

Entiendo que las relaciones personales son importantísimas en el devenir de nuestras vidas, que hay que tener amigos hasta en el infierno, y que mientras más influyentes sean éstos y mejor posición social y económica disfruten, pues de mayores dificultades nos rescatarán y mejores oportunidades podrán brindarnos. Pero resulta que con los años, me he dado cuenta también, de que los amigos de verdad valen más que cualquier cantidad de dinero; así es que si no se lucha por ellos desde el más desinteresado de los corazones, acabaremos rodeados de extraños conocimientos y falsas amistades.

CAPÍTULO 5.
La Asociación

En los primeros días en que monté mi tienda, que era el resultado de una difícil decisión, dónde había puesto toda mi energía, todo mi dinero y toda mi ilusión, las gentes se detenían ante el escaparate y comentaban: "Mira que tienda tan bonita han abierto aquí, que poco va a durar, ¿verdad?, porque en este pueblo igual que se abren se cierran, y es que aquí los negocios….."

Abrí mi tienda en la localidad donde vivo, un pueblo que está a muy pocos kilómetros de la capital, y que debido a este hecho ha ido creciendo desproporcionadamente, y convirtiéndose en una ciudad dónde reside un gran número de habitantes que huyen del mundanal ruido. Esto significa que la mayoría de sus vecinos trabajan en la gran ciudad, a la que se accede en cinco minutos por autovía, y que acostumbrados a hacer allí sus compras, continuaban en la misma dinámica, consiguiendo que nuestro municipio creciese enormemente en número de habitantes pero no en riqueza, puesto que se estaba convirtiendo en una ciudad-dormitorio y el dinero de sus habitantes nunca se quedaba allí.

Entonces me propuse que no sólo iba a salir adelante mi negocio, sino todos los negocios de la localidad. Desde ese momento, instalé en mi mente la idea de crear una asociación, que englobase todas las actividades empresariales para, desde esa plataforma, luchar por los intereses de la industria, el comercio y los servicios del municipio. Desde la revista local, en la cual llevaba escribiendo desde hacía años artículos de opinión, y en colaboración con el Ayuntamiento, se inició una campaña con el lema "compra en tu pueblo", en la que se sorteaban premios entre los clientes.

Pero mi objetivo era que el testigo de esa iniciativa pasase de la revista a los empresarios.

Me llevó más tiempo y energía de lo que pensaba, pues en mi comunidad no existía mentalidad de corporativismo y desde la inercia del "aquí nunca ha habido nada de eso", se mantenían inmóviles. Hice todo lo posible y lo imposible por poner en marcha aquel sueño, por dar a luz a aquel hijo, que al igual que mi negocio, deseaba con toda mi alma ver materializado. Me apunté a todos los cursos que daba la Cámara de Comercio, Fondos Europeos y Federaciones varias, con el único objetivo de contactar con otros comerciantes y empresarios. Realicé docenas de cursos de técnicas de ventas, de informática, de diseño…., algunos me interesaban y otros en absoluto. En algunos de ellos no tenía nada que aprender, pues llegué incluso a matricularme como alumna, a cursos sobre materias, que yo había impartido como profesora en mi anterior experiencia laboral.

Al cabo de unos años, mi tenacidad comenzó a dar sus frutos, y con la ayuda de Jose Ignacio (director de la revista), conseguí congregar a un pequeño número de empresarios, que estaban dispuestos a luchar por la causa. Comenzamos a agruparnos sistemáticamente, a visitar al resto de empresas, a enviar cartas convocando reuniones, etc… y en pocos meses ocurrió el milagro: casi un centenar de pequeños empresarios de todos los sectores, estábamos unidos en una asociación legalmente constituida, de la que yo era presidenta.

Cualquier recorrido, pequeño o grande, comienza por un paso. *"Da tu primer paso con fe, no es necesario que veas la escalera completa, sólo da tu primer paso con fe"* Martin Luther King.

La asociación fue creciendo y consolidándose. Comprobé como se materializaban cosas que ni yo misma había imaginado, pues como dice una vieja máxima: "la unión hace la fuerza". Conseguimos una sede por parte del Ayuntamiento, representación en varias comisiones municipales. Participación en la Junta Directiva de la Federación de Comercio. Representación institucional, subvenciones a nivel corporativo y también individual para los asociados de la misma. Editamos una revista, hicimos fiestas anuales del comercio y múltiples campañas en las que premiábamos a los consumidores habituales. Pero lo más importante es que conseguimos cambiar la mentalidad de los consumidores y hacerles entender que vivíamos en un pueblo grande pero que gracias a ellos, a todos, estábamos consiguiendo vivir en un gran pueblo. Que haciendo sus compras en el comercio de al lado de su casa, iban a ahorrar en combustible y en tiempo. Que sólo allí serían tratados como lo que eran, seres humanos con nombres y apellidos, y no como un número en un ticket de compra de una gran superficie de la ciudad. Que éramos sus vecinos, sus amigos, y que en nuestras tiendas recibirían el trato cercano y personalizado que sólo podía ofrecerles el pequeño comercio. Que comprando en el pueblo ganábamos todos, pues la riqueza se quedaba en él y el pueblo nos lo devolvería con creces a corto plazo.

Poco después me ofrecieron un espacio en la radio local que se llamaba Iniciativas empresariales, dónde contaba todas las semanas las actividades de la Asociación en ese momento. También llevaba a uno de los asociados para entrevistarle y preguntarle como había sido su aventura empresarial, si era un negocio heredado o por el contrario había sido él mismo el emprendedor. De cómo había hecho realidad su sueño. Dónde estaba ubicado y a qué se dedicaba su comercio, cual era su filosofía y su forma de actuar en el mismo, y que podían encontrar los consumidores en él. De esa forma todos los asociados fueron pasando por el programa, publicitando gratuitamente sus negocios y consiguiendo que el pueblo fuese cada vez más consciente de la fuerza de la Asociación y de que el comercio tenía mucho que hacer y que decir en el pueblo.

Este capítulo de mi vida, me hizo comprender, que todo aquello que la mente humana puede concebir se puede alcanzar. Que toda obra que vemos materializarse comienza siempre en una idea. Nuestra mente atrae aquello que emite: lo que deseamos, lo que planificamos, es lo que viene a nosotros a través de la poderosa ley de la atracción. Esta es la principal ley del universo.

CAPÍTULO 6.
La Ley de Atracción

«LA LEY DE atracción es esencial para la comprensión de la condición humana y afirma que somos imanes vivientes. De forma inevitable atraemos hacia el círculo de nuestras vidas a aquellas personas y situaciones que estén en armonía con nuestros pensamientos dominantes. Las almas gemelas se atraen. Los pájaros del mismo plumaje van juntos en bandadas. Todo lo que en nuestra vida hayamos atraído hacia nosotros, lo hemos hecho por la clase de persona que somos y especialmente por nuestra forma de pensar. Mis amigos, mi familia, mis relaciones, mi trabajo, mis problemas y mis oportunidades han sido atraídos hacia mí por mi modo habitual de pensar en cada una de estas áreas. Tenemos un ejemplo de esto en música llamado el principio de resonancia simpática. Si se colocan dos pianos separados en una habitación grande y se golpea en uno de ellos la nota «do», se puede ir seguidamente hacia el otro piano para observar que en él la cuerda correspondiente a la nota «do» está vibrando con idéntica intensidad que la cuerda hermana del primer piano.

Según este mismo principio, tendemos a conocer y relacionarnos con gente y situaciones que vibran en armonía con los pensamientos y sentimientos que nos dominan. Si miramos cada uno de los aspectos de nuestra vida, tanto positivos como negativos, nos daremos cuenta de que todo nuestro mundo está fabricado por nosotros y que, cuanta más carga emocional pongamos en un pensamiento, más grande será la intensidad de la vibración y más rápidamente atraeremos hacia nuestra vida a gente y situaciones que sean afines a dicho pensamiento.

Esta ley siempre está actuando a nuestro alrededor. No tenemos nada más que pensar en un amigo o en una amiga y lo más probable es que el teléfono esté sonando con él o ella al otro lado de la línea. Decidimos hacer algo e inmediatamente después comienzan a llegarnos ideas nuevas y ayudas. Somos como un imán atrayendo limaduras de hierro. No es necesario tener todas las respuestas antes de comenzar. Siempre que tengamos claro lo que queremos lo arrastraremos a nuestra vida.

La gente feliz y alegre parece que atrae a otra gente alegre y feliz. La persona que posea conciencia de prosperidad parece que encuentra ideas y oportunidades para hacer dinero. La ley de atracción actúa en todas partes y en todo momento. Podemos tener más, ser más y hacer más porque podemos cambiar como personas. Podemos cambiar nuestros pensamientos dominantes por medio de un riguroso ejercicio mental. Podemos autodisciplinarnos enfocando nuestros pensamientos hacia lo que nos interese y rehusando pensar sobre lo que no nos convenga. De la persona que utiliza la ley de atracción de un modo positivo se dice que tiene suerte. Ésta es sin duda otra manera de intentar explicar por qué tantas buenas cosas y tanta gente provechosa se ven acogidas en el seno de la vida de aquellos que tienen muy claras sus metas y son perennemente optimistas sobre su consecución". Brian Tracy

Esta ley ha sido conocida y aplicada por los hombres más grandes a través de la historia. *"No sabría decir qué es este poder, todo lo que sé es que existe".* Graham Bell

Lo queramos o no; lo creamos o no, esta es la principal ley del universo. Conocerla y aplicarla es lo más importante que puede ocurrir en nuestras vidas. Jesucristo lo dejó dicho: *"Pedid y se os dará".* Pero quizás estas palabras no han sido comprendidas adecuadamente. Se trata de la ley del boomerang que devuelve siempre lo que recibe, la del espejo que refleja la imagen o la del eco que nos devuelve nuestras palabras. Si le decimos al universo: "dame, dame, dame", el universo nos devolverá: "dame, dame, dame", pero si le decimos: "aquí estoy para servirte", nos devolverá: "aquí estoy para servirte". Lo que quiero decir es que todos nosotros podemos trabajar con un poder infinito, pues todos nos guiamos exactamente por las mismas leyes. Las leyes naturales del universo son leyes exactas. Aquello que llega a nuestras vidas es porque lo estamos atrayendo. Lo que pensamos, ya sea bueno o malo, lo atraemos a nuestras vidas. *"Todo lo que somos es el resultado de nuestros pensamientos"* Budha. Y si el pensamiento es reforzado con la imagen será mucho más fuerte *"La imaginación lo es todo, es una visión anticipada de los hechos de la vida que vendrán"* (Einstein).

El deseo es un caudal interno que nace en las entrañas, pasa por el cerebro y desemboca en la voluntad. No deja de fluir hasta verse materializado, pues las fuerzas del universo conspiran siempre a favor de lo deseado. El objeto de deseo siempre tiene un precio, y desear significa estar dispuesto a pagar el precio que vale aquello que deseamos. Para el atleta una vida de sacrificios y entrenamiento constante; para el opositor años de estudio sin cuartel. "Yo deseo" no tiene nada que ver con "me gustaría". El "me gustaría" significa: "pues mira que bien si me lo encuentro, pero no me apetece luchar por ello, es decir, no estoy dispuesto a pagar el precio que vale". El "me gustaría" a veces hace pequeñas concesiones, pero desiste al menor contratiempo. El deseo en cambio es tenaz, no descansa nunca hasta conseguir lo deseado.

El éxito consiste en conseguir lo deseado, la felicidad consiste en amar lo conseguido. Todo lo que poseemos es porque lo hemos deseado en algún momento de nuestra vida y, sin embargo, pocos de nosotros parecemos estar contentos con lo que tenemos. Decía Katherine Hepburn: *"El secreto de la felicidad no consiste en conseguir lo que deseamos, sino en que nos guste una vez conseguido"*.

"Siembras un pensamiento y recoges un acto. Siembras un acto y recoges un hábito. Siembras un hábito y recoges un carácter. Siembras un carácter y recoges un destino". Anónimo

"Todos trabajamos con un poder infinito. Todos nos guiamos por las mismas leyes. Las leyes naturales del Universo son tan exactas que ni tan siquiera tenemos problemas para construir naves espaciales, podemos enviar personas a la Luna y programar el alunizaje con una precisión de una fracción de segundo. Dondequiera que estemos: India, Australia, Nueva Zelanda, Estocolmo, Londres, Toronto, Montreal o Nueva York, todos trabajamos con el mismo poder. Una sola Ley. ¡La atracción! Todo lo que llega a tu vida es porque tú lo has atraído. Y lo has atraído por las imágenes que tienes en tu mente. Es lo que piensas. Todo lo que piensas lo atraes". Bob Proctor

Nuestro planeta, que es una manifestación del universo, en ese antiquísimo precepto mágico que conecta al cielo y la tierra, a lo grande y a lo pequeño: "lo que es arriba es abajo" y "lo que es abajo es arriba" también se rige por esa ley: si se siembran cardos, se recogerán cardos; nunca se recogerán rosas; y esto no es una norma que pueda tener excepción alguna, es una ley exacta e inapelable. Nadie puede pensar por nosotros y nunca podremos dejar de pensar por nosotros mismos, aunque sobre nuestras cabezas penda la espada de la represión o el palo del pecado; a pesar de que nos linchen en una plaza pública, nos fusilen en el paredón o nos quemen en la hoguera. La historia ha demostrado que el pensamiento no hace más libres a los humanos, los hace sencillamente humanos. Es la única cualidad que nos diferencia del resto de los seres vivos y es también la puerta que nos lleva hacia la poderosa magia del universo. A través del pensamiento conectamos con el gran espíritu creador y ponemos la gran ley de la atracción a nuestro servicio.

Tengamos cuidado qué semillas esparcimos en nuestro camino. Seamos conscientes de que somos lo que pensamos y que sólo nosotros somos dueños de nuestros pensamientos, de que nadie más puede pensar por nosotros. Desechemos todo pensamiento que nos limite. Pongamos nuestros pensamientos al servicio del universo y este se pondrá incondicionalmente al nuestro.

CAPÍTULO 7.
La Salud

S IEMPRE HABÍA PENSADO que era fuerte y saludable. El médico apenas me conocía y sólo acudía a las revisiones ginecológicas de rigor. Cuando me pillaba un resfriado, compraba lo necesario en la farmacia y Santas Pascuas. Siempre creí que los problemas de salud les ocurrían a los demás, a mi no.

Pero ironías de la vida, durante algunos años padecí una enfermedad extraña de la que a penas se conoce nada y donde prácticamente todos los músculos y muchos de los órganos del cuerpo sufren dolores y alteraciones, no existiendo lesión en ninguno de ellos. No se conoce la causa y no tiene tratamiento. Las teorías de porqué aparece y qué es lo que ocurre exactamente son múltiples, habiendo llegado a asociarse con la enfermedad del Golfo (producida por las bombas que se tiraron en el Golfo Pérsico, durante la guerra de 1991). Cada especialista se lleva el ascua a su sardina: el neurólogo dice que es una alteración de los circuitos neuronales (complicado acceder al engranaje laberíntico de cables del cerebro) dónde se registra el dolor, y que se produce por un estado de ansiedad generalizada. El psiquiatra, que es una somatización de la depresión o sufrimiento. El reumatólogo dice que es un reuma de las fibras blandas (ligamentos, tendones, etc.) y el especialista de medicina interna, que es auto inmune… teniendo razón, seguramente todos ellos.

Los dolores recorrían eléctricos cada centímetro cuadrado de mi cuerpo, y por las noches sufría espasmos y calambres que no me permitían dormir. A veces era presa de un frío insoportable que nada tenía que ver con las condiciones ambientales y que no podía combatir con mantas o cualquier otro tipo de ropa, pues contrariamente a lo deseable producían en mí un efecto "termo", manteniéndome fría por más tiempo, pues mi cuerpo no generaba calor. Sólo a través de una fuente de calor externa (el sol, un radiador encendido, una manta eléctrica…) era posible aliviar el frío de congelación que sentía. También podía pasar horas sudando sin motivo alguno. Me descubría apretando las mandíbulas sin saber porqué (bruxismo).

Mis tobillos no me sujetaban y me los retorcía constantemente, produciéndome un dolor de intensidad tal, que nada tenía que ver con el que yo tenía almacenado en mi memoria hasta ese momento de mi vida, por retorcerme un tobillo. Un día tuve una mala caída que me produjo una fractura en un pié (unas de las más dolorosas según los facultativos) y puedo asegurar que la fractura era de lo que menos me dolía, comparativamente con el resto del cuerpo. Había días en que me sentía tullida pues mis piernas no responden a mis órdenes y no se movían. Inexplicablemente, también había días en que sí podía hacerlo: podía saltar y correr (esos días disfrutaba muchísimo de lo que los demás tienen de forma natural y no valoran).

Tuve varias crisis de ansiedad, en las que me llevaron a urgencias a altas horas de la madrugada con todos los síntomas de un infarto. Yo me acostaba con un calmante fuerte para el dolor y un tranquilizante para poder dormir, y a las pocas horas me despertaba hiperventilando y con un dolor insoportable en el pecho que me paralizaba. El electrocardiograma descartaba lo peor.

La metafísica dice que uno enferma cuando el aprendizaje que lleva en su vida no es el correcto, el que le corresponde, el que ha venido a hacer a este mundo. Es entonces cuando el cuerpo se revela pegándole un frenazo a la vida que lleva, para hacerle saber que algo no está haciendo bien, y de alguna manera le comunica que "hasta aquí hemos llegado". Pues si esto es así, debe ser lo que a mí me ha sucedido.

Durante el primer año estaba rebotada con el mundo y con mi propio cuerpo, no comprendía lo que me estaba pasando y, por supuesto, no lo aceptaba. Después de muchos enfados, lloros, quejas e interrogantes, entre otros los típicos de: ¿qué he hecho yo para merecer esto? y ¿por qué a mí?, mi buen amigo Jose Ignacio me dio la respuesta correcta: *"porque estás viva"*. Efectivamente estaba viva, y nunca con anterioridad había sido tan consciente de estarlo, sobre todo en lo que se refería a mi cuerpo físico, algo que antes sabía que tenía pero que se me podía olvidar fácilmente si me distraía. Entonces no, no podía olvidárseme ni por un instante, pues sentía todo mi cuerpo en desconfort de una forma atrozmente desagradable.

Esa era la causa de mis males y la respuesta a todas mis preguntas: *"porque estás viva"*. Pero la vida era demasiado dura de esa forma, pues sobre mi frágil espalda, la cual sentía que se me iba a partir de un momento a otro, llevaba colgada una enorme mochila de dolor y sufrimiento con la que apenas tenía fuerzas para cargar. Hacer las cosas mas elementales (vestirme, realizar las tareas domésticas…) aquellas que todo el mundo hace de forma automática sin planteárselo siquiera, para mí suponían un esfuerzo sobrehumano, algo así como subir a la cumbre del Everest y bajar de una carrera. Algún tipo de disfunción en mi sistema nervioso central, o en las conexiones neuronales, me llevaba a sufrir dolores, agotamiento físico y trastornos del sueño de forma permanente.

No podía dormir, ni aún con somníferos, y cuando debido a los tranquilizantes mi cuerpo conseguía relajarse, sufría una especie de desazón en las piernas que me alteraba bruscamente y no me permitía conciliar el sueño. Padecía todos los síndromes que aparecían en el inmenso cuadro fibromiálgico (piernas inquietas, tinnitus, colon irritable, cefaleas, parestesias…)

Mi grado era máximo, los dolores insoportables y muchos días no podía andar con normalidad. Me movía apoyándome en las paredes o con la ayuda de un bastón. Tenía una hipersensibilidad tal, que si me rozaban me dolía como si me hubiesen dado un puñetazo. Mis defensas estaban por los suelos, me pasaban cosas que jamás hubiese imaginado que me pudiesen ocurrir: tenía bronquitis asmática itinerante (que iba y venía, pero no respondía a ningún tipo de química, ni siquiera los antibióticos la combatían) y me veía ahogar en cualquier momento. Tenía vértigos, con la sensación de estar ebria sin haber tomado una sola gota de alcohol. Tenía olvidos absurdos de palabras elementales, de repente no recordaba como se decía vaso o mesa. Padecía un acufeno (zumbido de oídos) que me atormentaba y sentía que la cabeza me iba a explotar en cualquier momento. Padecía parestesias en manos y pies, las cefaleas eran constantes y me molestaban en gran medida las luces, ruidos y olores.

La respuesta de mi cuerpo ante el frío, además de ser extremadamente dolorosa, era paralizante, pues se me quedaban rígidos brazos, piernas y cuello. En invierno cojeaba tanto que tenía que andar ayudada de un bastón por la calle y en verano no sólo no podía entrar en ningún establecimiento con aire acondicionado, sino que cuando alguien abría la puerta de la nevera en mi casa, yo tenía que salir de la cocina. Necesitaba ayuda incluso para abrir una botella de tapón de rosca, pues mis muñecas perdían fuerza por el dolor.

Decidí dejar de someterme a cualquier prueba que me causase un dolor añadido, por ejemplo las mamografías de rigor que años antes llevaba tan mal como cualquier mujer, pero que entonces por mi hipersensibilidad al dolor ya no podía soportar. Y estas son sólo algunas de las cosas que me ocurrieron sin esperarlo ni estar preparada ¿quién lo está?

Durante más de dos años me sometieron a todas las pruebas, habidas y por haber, en un interminable Vía Crucis que me llevó de consulta en consulta, camino del Calvario, por todos los especialistas y los estudios clínicos más extraños. En un principio para dar con el diagnóstico y, posteriormente (como mi grado era considerable), les servía de cobaya humana, en la esperanza de encontrar una luz que iluminase el camino a seguir, en la lucha contra esta enfermedad moderna que cada vez sufrimos más personas, la mayoría, se dice que sobrepasa el 80%, mujeres. Este hecho da que pensar, puesto que una de las teorías es que se trata de la somatización de estrés o sufrimiento.

Por su naturaleza extraordinaria, la mujer es capaz de darlo todo cuando forma una familia y cumplir con las expectativas de su pareja que exige una esposa amante y complaciente, que sea a la vez madre, cocinera, limpiadora, modista, decoradora, enfermera, economista, chofer, secretaria, la maestra que dé clases particulares a sus hijos, la socióloga que lime asperezas mediando entre el mundo y él, la perfecta anfitriona en su casa, la relaciones públicas de la familia... Y que además de todo eso se mantenga en perfecto estado de revista, siempre atractiva y presentable para que pueda ser mostrada a la galería como la pieza más exquisita de su museo patrimonial: un símbolo de su status, su poder y su prestigio.

Las mujeres se ocupan de cuidar a sus hijos cuando son pequeños, después a sus nietos, luego a sus mayores (padres o suegros), cuando estos ya no pueden valerse por sí mismos. En todo el mundo, las mujeres son el mástil que sostiene a la humanidad. Se encuentran constantemente delante de un nuevo reto; sufren de forma permanente malos tratos; deben someterse a reglas injustas, como llevar encima un saco vergonzante al que llaman burka; pierden a sus hijos en guerras absurdas que se deciden en despachos ovales...

Son dignas de admiración aquéllas con coraje: esas que batallan por su dignidad y no se rinden jamás. Las que han perseguido sus sueños, las que se abrieron camino en un mundo de hombres, las que triunfaron como luchadoras infatigables. Su éxito es la esperanza de muchas mujeres talentosas que ven su camino obstaculizado por prejuicios sociales. *"Es mas fácil destruir un átomo que destruir un prejuicio"* Albert Einstein.

Se ha dicho muchas veces que el peor enemigo de la mujer es la propia mujer, porque somos más pérfidas y envidiosas que los hombres, pero no es menos cierto que el mejor amigo de la mujer es precisamente la propia mujer, y a medida que el tiempo y la naturaza producen sus cambios y misterios en ella, las amigas son indispensables.

En un estudio publicado por la Universidad de Los Angeles, se identificó la existencia de sustancias químicas producidas por el cerebro que ayudan a crear y mantener lazos de amistad entre las mujeres. Los investigadores, hombres en su mayoría, se sorprendieron con los resultados: cuando la hormona oxitocina es liberada como parte de la reacción frente al estrés, ellas sienten la necesidad de proteger a sus hijos y de agruparse con otras mujeres. Estas reacciones no aparecen entre los miembros del sexo masculino, porque la testosterona que los hombres producen en altas cantidades tiende a neutralizar los efectos de la oxitocina, mientras que los estrógenos femeninos aumentan la producción de esta hormona.

Después de 50 años de estudios, se demostró que los lazos emocionales entre las mujeres que son amigas verdaderas y leales, contribuyen para una reducción de riesgos de enfermedades ligadas a la presión arterial y colesterol. Se cree que ésta puede ser una de las razones de que las mujeres vivan generalmente más que los hombres. Se observó también, cómo ellas superan los momentos críticos (como la muerte del cónyuge ó de los padres) mejor que ellos, y se percibió que las que podían confiar en sus amigas reaccionan sin enfermedades graves y se recuperan en un lapso menor que aquéllas que no tienen en quien confiar. El estudio concluyó que la amistad entre las mujeres constituye una fuente de fuerza, bienestar, alegría y salud.

La medicina ortodoxa no ofreció ninguna solución a mi problema, a pesar de que sus discípulos siempre me trataron correctamente e hicieron todo lo que estaba en sus manos para ayudarme (les estoy muy agradecida). Posteriormente asistí a algunas conferencias de la Asociación de Fibromialgia y Síndrome de Fatiga Crónica, y conocí personas que habían pasado por la misma situación que yo, con el agravante de que los médicos no las habían tomado en serio, ó no creían lo que les contaban, porque no había nada demostrado científicamente.

Hubo un tiempo en que muchos representantes de la ciencia (reconocidamente inteligentes), defendían que la tierra era plana porque era lo que sus sentidos percibían, y no se había demostrado científicamente que no lo fuese (en ese momento no existían medios para demostrarlo). El método de la experimentación y demostración es absolutamente necesario, siendo sin ninguna duda el que la medicina como ciencia debe adoptar; pero aquellos (hombres y mujeres de ciencia o no), que no tienen su mente abierta, no aceptarán jamás los nuevos hechos, conceptos e ideas que por no estar demostrados aún, no dejan de ser una realidad.

He tenido mucha suerte con los médicos; pero a pesar del trato correcto y la buena voluntad de los especialistas que me trataron, sólo me decían que en muy pocos casos había remitido y que al igual que no conocían las causas por las que aparecía, tampoco sabían porque desaparecía en esos contados casos. Que era crónico, que no tenía cura o que no sabían como curarlo, y que debería aprender a vivir con ello.

Nunca me había interesado por temas de medicina más que lo necesario para criar a mis hijos y mantenerlos en un estado correcto y saludable, pero entonces comencé a interesarme por todos los temas de salud que pudieran aportarme una luz en el oscuro túnel en el que me encontraba. Compré todo tipo de libros que tratasen sobre el tema, consulté todas las páginas de Internet y accedí a los últimos estudios y avances sobre la enfermedad. En mi obsesión leí tanto que mi médico llegó a decirme que sabía más sobre fibromialgia que él mismo. Encontré docenas de teorías lógicas y aceptables, libros de dietética, pócimas milagrosas…, pero saqué pocas conclusiones, prácticamente las mismas que me habían dicho los doctores en medicina.

Entonces me propuse acceder a terapias alternativas costosísimas que suponían un desastre para mi economía; pues no sabía lo que significaba la salud, hasta que la perdí: fue entonces cuando tomé conciencia de su valor, de que todo el dinero del mundo era poco para recuperarla. La mayoría de estas terapias parten de la base de que para recobrar el bienestar físico hay que recuperar antes el equilibrio psíquico y emocional, en el entendimiento de que cuerpo y mente son un todo indisociable. Algunas forman parte del arte de curar desarrollado por pueblos milenarios, mientras otras asocian filosofías orientales con ejercicios y masajes que mejoran el control físico y mental. Algunas de ellas no curan pero ofrecen un espectro muy amplio de posibilidades que nos permiten alcanzar el bienestar.

Estaba dispuesta a hacer todo lo posible y lo imposible por salir de aquel infierno y me sometí a terapias de piedras basálticas, osteopatía y fisioterapia.

Posteriormente deposité toda mi confianza en la homeopatía, que adopta el concepto de indivisibilidad psico-física del organismo y la individualidad de cada ser humano como ente único. Que no ataca las consecuencias o efectos de la enfermedad como hace la medicina alopática, sino las causas, considerando que no se está enfermo porque se tenga una enfermedad sino que se tiene una enfermedad porque se está enfermo.

Seguí el camino de este calvario en el deseo de que mi calidad de vida fuese a mejor, aún a sabiendas de que la experiencia que se tenía en la recuperación total con este tipo de casos no era precisamente esperanzadora.

Si me hubiesen dicho que sufría una gripe que me iba a durar cinco años, al principio hubiese jurado en hebreo; pero después hubiese ido tachando los días del calendario como un preso ávido de terminar su condena. Lo desesperante es que nada se sabía de este absurdo mal fantasma que no se declara en análisis, radiografías, ni en ningún otro estudio clínico y lo único que podían decirme es que de esto no me iba a morir pero que lo llevaría conmigo hasta la muerte.

CAPÍTULO 8.
La Muerte

L A MUERTE…, SIN proponérmelo comenzó a aparecer en mis pensamientos y me di cuenta de que no le temía a la muerte sino al sufrimiento. La muerte sonaba bien, no me daba ningún miedo; formaba parte de la vida; después de todo sólo era la otra cara de la moneda.

La muerte era un buen invento, ya lo creo, era el instrumento que le permitía al mundo avanzar y renovarse constantemente; por el que las ideas obsoletas que ralentizaban la evolución de la humanidad desaparecían con sus fanáticos hacedores. Cuando el sufrimiento se hace insoportable, la muerte es una liberación. Una liberación para mí y para los míos, porque quien sabe como podría terminar…tal vez en una silla de ruedas, como había visto con mis propios ojos en aquella chica tan guapa de poco más de veinte años, en alguna de las docenas de consultas que llevaba recorridas en mi penosa odisea… No me atraía la idea de tirarme por un balcón, o desangrarme en la bañera, eso sería demasiado desagradable para mis seres queridos y debía evitarles un trago tan duro. Le daría la bienvenida a la muerte sin dramas, sin sangre y sin violencia. La descubriría como un sueño reparador del que no deseaba despertar. Me expondría al mundo como una bella durmiente, esperando que el beso del amor me despertase a un estado más llevadero.

Una noche puse sobre mi mesilla, una por una, todas las cajas de pastillas para dormir que recientemente me había recetado el médico (eran barbitúricos). Mi familia estaba ya dormida, como tantas noches en los últimos tiempos en las que yo vagaba por la casa, como alma en pena, de la televisión a la nevera; de la nevera al libro de turno; del libro al ordenador; del ordenador a la tabla de planchar.

Entonces fui al baño para maquillarme, deseaba que me encontrasen lo más guapa posible cuando se diesen cuenta, ofrecerle al mundo un bonito cadáver (mi vanidad no tiene límites). Posteriormente, me senté sobre la cama con las cuarenta pastillas sobre mi mano derecha, dispuesta a ingerirlas todas de una vez, para poder descansar ya sin dolor. Después de todo, el mundo no se detendría al día siguiente, continuaría con la más absoluta normalidad cotidiana, como había ocurrido desde hacía millones de años, conmigo o sin mí.

Intenté mirarlas antes de llevármelas a la boca y me di cuenta de que no podía verlas, pues mis ojos manaban incesantes y las lágrimas rodaban por mis mejillas, silenciosas y calientes. No sé porqué aparecieron en ese momento, pues nadie las había llamado, aquella era una decisión meditada y racional. Pero nadie sabe dónde están ni porqué afloran las emociones; sólo puedo decir que mis lágrimas no dejaban de caer, en una incesante cascada, silenciosas, calientes e incontrolables.

Entonces recordé una de mis últimas conversaciones con el psiquiatra, que me recetaba antidepresivos para que la serotonina (sustancia de la felicidad) me ayudase a llevar mejor los dolores. Me explicaba como funcionaban los neurotransmisores y que a través de las conexiones neuronales se podía demostrar científicamente dónde estaba ubicado el pensamiento. Algo así como que en el ordenador de nuestro cerebro los pensamientos tienen un soporte físico, su placa base. Sin embargo, me decía que para la ciencia aún es todo un misterio dónde se encuentran las emociones. Pues bien, eso era lo que yo estaba experimentando en aquel momento: "el misterio de mis emociones", que dónde quiera que estuviesen almacenadas, emergían de forma descontrolada e inexorable hasta conseguir que perdiese la noción del tiempo.

Infinidad de fotogramas pasaron por mi mente durante aquellas horas, en una larga película sobre mi vida. Todo mi pasado desfilaba ante mí. No era cronológicamente, sino que de forma aleatoria las imágenes se agolpaban en mi cabeza: recuerdos que yo no sabía que estuviesen allí, afloraban desde el fondo de mi mente y me perseguían. Aquello no dejaba de sorprenderme, pues recordaba mi pasado como si hubiese sido vivido por otra persona, me veía a mí misma como espectadora y ni siquiera me reconocía como protagonista. Era como si aquella mujer, aquella jovencita o aquella niña fuesen otra y no yo. Nunca me había visto de aquel modo; las cosas que antes estimulaban mi ego y me hacían sentir estúpidamente orgullosa, ahora me dejaban impasible, e incluso, algunas de ellas me producían sentimientos de rechazo y vergüenza. Estaba siendo crítica con mi propia vida.

Muchos recuerdos pasaron también por mi corazón (debe de ser allí donde se encuentran ubicadas las emociones, aunque la ciencia no haya podido demostrarlo), pero los que más me conmovieron fueron los que se detuvieron en ese lugar, resistiéndose a partir.

Entonces pude contemplar como una luz recorría las paredes del dormitorio, pensé que era el reflejo de algún coche que pasaba por la calle, pero no, no oí el sonido de ningún automóvil, ni nada que se le pareciese. No puedo decir que viese nada más, pero sentí una presencia mágica que se sentó a mi lado, en mi cama, y me abrazó. Fue el sentimiento más hermoso que he tenido en toda mi vida. No puedo describirlo, sentí su amor inconmensurable, y como me iba diciendo al oído muchas cosas, que me sorprendieron y me dejaron conmovida.

La primera fue: "no llores y agradece". Yo las percibía como si fuesen mis propios pensamientos, pero sabía que no lo eran. Sabía que aquellas palabras, aquella forma de concebir el mundo, a mi misma y a todas las personas que pasaban por mi mente, no podían salir de mi triste y desesperada cabecita.

Fui consciente de lo mal que había hecho las cosas en aquella vida mía, a la que me proponía despedir: de que el mundo me había tratado mucho mejor de lo que yo había creído siempre, pero había sido tan necia que no me había dado cuenta. De que había nacido en un país civilizado del primer mundo, donde siempre había tenido satisfechas mis necesidades (vivienda, alimento, educación, sanidad…). De que había estado rodeada de seres humanos, con sus grandezas y sus miserias, ¿y quien no las tenía?, pero que yo no había sabido vivir del mejor modo posible con ellos, pues no había comprendido nunca, que cada uno de ellos, se encontraba en su propio proceso de evolución personal, que no tenía porque ser el mío. De que me había atrevido a pedirle a los demás lo que yo no sabía, no podía o no quería dar.

De que me iría sola de este mundo, al igual que llegué. De que no me llevaría conmigo mis objetos más preciados, ni cualquier bien material que hubiese acumulado en mi vida, y que nunca nadie me recordaría por esas cosas. De que lo único que me llevaría y por lo único que me recordarían, sería por el tiempo y la dedicación que les hubiese regalado a los demás. Por el amor y las emociones positivas que hubiese intercambiado en estos años con otras personas.

De que había amado con locura y de que también me habían amado, aunque no siempre hubiese sido de la forma en que yo había deseado. De que le había puesto pasión a todo lo que había hecho y era por eso por lo que había conseguido casi todo lo que me había propuesto. De que si una noche soñaba que podía, y a partir del día siguiente ponía mi intención, mi voluntad y toda mi pasión, resultaba que era cierto que podía y mi sueño se materializaba.

De que había herido a algunas personas, la mayoría de las veces sin proponérmelo, y que siempre habían sido a las que más amaba. De que también a mí me habían herido, pero que curiosamente, los seres que mas daño me habían hecho, los que se suponía que eran mis enemigos fueron, inconscientemente, los que destaparon el cofre de mis sueños, los que hicieron posible que llegara a dónde quería llegar y los que me habían impulsado a ser quien era.

De que no les había dicho a algunas personas lo mucho que las quería, y de qué forma tan positiva habían influido en mi vida (sobre todo a los que ya no estaban), eso era sin duda, lo que más me dolía.

Intenté hacer recuento de mi paso por el mundo, y me dí cuenta de que mis mejores obras no eran los artículos publicados o por publicar en la revista local, ni la obra de teatro sin estrenar que viajaba de director en director de escena, ni los proyectos literarios guardados en un cajón. Ni las oposiciones aprobadas cuando era joven, ni mis logros profesionales. Ni mi programa en la radio, ni mis intervenciones en televisión. Ni mi casa antigua y cochambrosa, a la que desde el primer momento en que la vi me la imaginé como aquellas que salían en las revistas de decoración; pero en la que nadie más que yo creía, y que después de su rehabilitación, diseñada por mí palmo a palmo, había sorprendido positivamente a todos mis amigos, incluso a aquellos que no daban un duro por ella y me habían llamado chiflada. Ni el haber conseguido, posteriormente, que las mejores revistas de decoración se interesasen en publicar las fotos de mi casa. Ni el precioso negocio de muebles y regalos, en el que tanta energía, trabajo e ilusión había puesto y que había hecho funcionar con éxito hasta la fecha. Ni el cargo de presidenta en la asociación de empresarios, por la que había luchado durante años y por fin había parido y visto crecer consolidándose.

De que mis mejores obras, sin ninguna duda, eran mis hijos, por los que apenas había tenido nada que hacer, pues yo sólo había sido el canal, por el que la milagrosa fuerza de la naturaleza había fluido, haciendo posible que viniesen a este mundo. De que me daba igual que fuesen altos o bajos, rubios o morenos, guapos o feos, inteligentes o torpes; porque eran mis hijos. De que el diablo siempre vería rechazada su mejor oferta, puesto que yo no les cambiaría por nada. De que me apetecía enormemente conocer a los que fueran a ser mis nietos, en el milagroso proceso de la perpetuidad, y participar en su crecimiento físico y emocional, ¡como llegué a desearlo! De que esperaba encantada que alguno de ellos fuese la viva imagen de su abuelo (que además de guapo siempre fue un gran hombre, y no sólo por su más de 1,90 de estatura).

De que me iba a perder muchas cosas que la vida aún me tenía reservadas. De que me quedaba mucho amor que dar y también que recibir. Pero sobre todo, de que me quedaban muchas cosas por hacer y mucha pasión que poner en ellas…

Me descubrí de nuevo ante el espejo y casi no me reconocí, pues esta vez yo era la protagonista de un cuadro abstracto donde los manantiales de mis ojos se habían inflamado como volcanes en erupción y de ellos manaban ríos de lava negra, desembocando en campos dorados de trigo a punto de cosechar, con irisados colores carmín de las amapolas ondeando al viento, en el paisaje de un maquillaje trasnochado.

No sé cuanto duró aquella noche, pues como ya he dicho, perdí la noción del tiempo. No sé si fueron años o segundos, y tampoco sé porqué no tomé todas aquellas pastillas. Todo lo que sé es que no fue ni por falta de valor ni por exceso del mismo, de eso estoy absolutamente segura. Creo que fue porque alguien sentado a mi lado, y cargado de compasión, consiguió que descubriese mi inmenso amor a la vida, a pesar de todo.

Cuando clareaba el día, mi marido se levantó y al encontrarme despierta me preguntó ¿cómo estás?; yo le respondí "estoy viva" y se fue a trabajar como todas las mañanas. Por supuesto no comprendió el significado de mis palabras, ni yo lo pretendí. Pero mi gata sí, ella me miraba con esos ojos cargados de complicidad, que sólo las mascotas poseen.

CAPÍTULO 9.
Mikaela y yo

MIKA ES PEQUEÑA, peluda, suave, tan blanda por fuera que se diría toda de algodón…, es fuerte y mimosa igual que una niña; lo mismo que Platero. Es curiosa y juguetona, como demanda su naturaleza, y tiene cutis como la Mica de Delibes. No habla…, ni falta que le hace; pues las palabras sirven para comunicarnos, haciendo un esfuerzo por poner nuestros pensamientos al nivel del lenguaje; a veces se quedan pobres para decir lo que sentimos, y aún no se han inventado palabras que definan las emociones. Mika era la única que siempre sabía cuando y dónde me dolía, me lo demostraba colocándose exactamente en la zona dolorida, consiguiendo que me sintiese aliviada por el calor de su cuerpo y la ternura infinita de su alma (porque Mika tiene alma, ya lo creo, como todos los seres del universo).

Un día mi hija Gloria la trajo a la familia contra mi voluntad: *"¡Os he dicho mil veces que no quiero animales en casa, que ya tengo bastante con vosotros…!"*. Era un cachorro de gato europeo (callejero) a la que le esperaba un futuro incierto. Era tan pequeña que aún no se podía conocer su sexo, atigrada y con una M en la frente (de ahí su nombre, Mikaela).

Yo no la quería; por lo que no me digné ni a mirarla siquiera pero, curiosamente, ella me eligió a mí, se posicionó a mi lado nada más llegar a casa y creo que desde ese momento me adoptó como madre.

Los gatos son los seres mas libres de la tierra; son ellos los que eligen siempre a quien quieren, lo que quieren, y siempre hacen lo que les da la gana. Si manifiestan inclinación hacia ti, significa que te quieren de verdad, sin condiciones; nunca se sienten obligados a quererte, nunca manifiestan lealtad. Por eso es imposible atar o someter a un gato, ni amañar crueles peleas para beneficio económico de desaprensivos, como ocurre con los perros; porque los gatos nunca hacen lo que tú quieres, sino lo que quieren ellos. Los gatos no viven a tu lado sino que te permiten vivir al suyo.

Esa misma tarde, yo estaba recostada en mi cama intentando ignorar el dolor, cuando Gloria la llevó a mi dormitorio para persuadirme de que nos la quedásemos. Aquel cachorrillo asustado avanzó torpemente y se colocó en mi costado en actitud de mamar, buscando inútilmente algún sitio dónde encontrar alimento. Entonces fue cuando la miré por primera vez, y descubrí unos ojos azules cargados de ternura, que me cautivaron para siempre. Desde aquel momento Mikaela y yo nos amamantamos mutuamente, dejando nuestros pechos hacia la libertad de nuestras bocas cada vez que nuestras almas necesitan alimento.

Hubo un tiempo en que pensamos adoptar una niña china, y tengo que admitir que siempre me albergó la duda de si podría querer a una hija adoptiva, con el agravante de ser de otra raza, de la misma forma en que quería a mis hijos naturales. Con Mika se desvanecieron todas mis dudas; no sólo era capaz de querer a una hija de otra raza, sino de otra especie. A veces he pensado que si me fuera posible, si la legislación lo permitiese, la inscribiría en el registro civil con nombre y apellidos, como a una hija más.

Emilio se burla de mí cuando intento educarla como a mis otros dos hijos a través del diálogo, y me pide encarecidamente que no hable de mi relación con Mika en público, porque dice que cualquier día me internan. Pero yo sé que ella entiende todo lo que le digo.

Mikaela me acompaña día y noche, persiguiéndome por toda la casa, en una ceremonia constante y previsible. Cada mañana me espera mientras me ducho, después se sube a la encimera del baño a contemplar cómo me maquillo. Cuando me ve sacar la ropa de la lavadora se adelanta hasta el tendedero y me espera allí...; desde el primer día siempre permanece en la habitación donde yo me encuentre, independientemente de si están en ella los demás miembros de la familia o no. Pocos días después de la llegada de

Mika a casa, Gloria manifestaba su celoso enfado diciendo: *"¡jo, mamá, no es justo, y eso que no la querías!"*.

Se mueve serena y elegante de un lado para otro, con ese porte majestuoso que sólo los felinos poseen. Ella es una reina y lo sabe. También sabe cuando voy a llegar a casa, porque me espera en la puerta minutos antes de introducir la llave, y aún a riesgo de que piensen que estoy enloqueciendo, tengo que admitir que entre nosotras existe una comunicación entrañable y mucho más enriquecedora que con según qué personas.

Los gatos han sido animales sagrados desde tiempos inmemoriales en varias culturas, entre ellas el antiguo Egipto nos lo muestra en inmensidad de frescos y pergaminos. Dicen que los gatos pueden ver el plano astral y entre otras muchas cosas, saben cuando alguien va a morir, se ha comprobado que horas antes, se tumban en el lecho del moribundo hasta que la muerte se lo lleva, y cuando esto ocurre y no antes, se levantan, se estiran tranquilamente y abandonan el lecho.

A Mika le gusta dormir a mis pies, ese es el sitio que ella elige libremente todas las noches; pues bien, "aquella noche" Mika se la pasó entera despierta, acurrucada sobre mi pecho, escuchando los latidos de mi corazón. Buscando mi mirada como si lo supiera todo sin necesidad de tener que darle explicaciones. Un viejo proverbio árabe expresa: *"quien no comprende una mirada, tampoco comprenderá una larga explicación"*; demostrándome una vez más su amor incondicional, porque la nuestra es una relación de amor.

CAPÍTULO 10.
La Gratitud

AL DÍA SIGUIENTE a través de la televisión, y seguro que no por casualidad (porque la casualidad no existe; existe la sincronía del universo, que se da siempre por alguna causa, y que irremediablemente produce un efecto), me encontré frente a un documental sobre la guerra y sus desastres en un país tercermundista: niños mutilados por las minas antipersonales, poblados quemados, mujeres violadas, madres que han perdido a sus bebés, gentes exiliadas…dolor y muerte al máximo exponente. ¡Que impotencia y que vergüenza sentí!; vergüenza por haberme creído desgraciada en mi país del primer mundo en paz, en mi confortable casa, con la nevera atestada de comida, todos los médicos y medicamentos a mi disposición, con mi familia sana, feliz y bien alimentada, algún que otro capricho a mi alcance…

Desde aquella noche me siento totalmente renovada. Ya no me pregunto ¿por qué?, sino ¿porqué no?, ¿quién te has creído que eres para tener el don de la inmunidad y que a ti no pueda ocurrirte nada malo?, pero sobre todo: ¿para qué me ha ocurrido esto a mí? No sé exactamente si es que algo ha cambiado en mi interior, o algo que ya estaba allí desde siempre, y yo no percibía, se me ha manifestado desde entonces. Recuerdo como el ángel se sentó en mi cama, junto a mí, aquella noche, y me dijo al oído muchas de las cosas que, probablemente, yo ya sabía en mi corazón, pero que no era capaz de concebir. Sakesperae lo expresó muy bien, diciendo: *"Pregúntale a tu corazón, él sabe"*.

Desde la mañana siguiente, siento que vibro en una frecuencia diferente, que he abrazado un nuevo estado de conciencia. Que mi vida tiene sentido y que no me pertenece a mí, sino a la fuerza creadora que me ha puesto en el mundo. Que esa fuerza fluye a través de mí para que mi vida cobre todo su sentido, y que yo tengo que experimentarla estando viva. Recuerdo sus primeras palabras: "no llores y agradece".

Ahora siento gratitud por todas las cosas que antes me pasaban desapercibidas. Cuando me despierto doy gracias por estar viva, por el nuevo día que se me presenta, por la oportunidad de seguir creciendo que me ofrece esa jornada. Cuando pongo los pies en el suelo doy gracias por que puedo moverme, porque puedo andar, porque puedo ver, porque puedo oír, porque puedo abrazar a mi hija. Porque puedo encender el ordenador y comunicarme con mi hijo, que está estudiando en Estados Unidos, porque puedo acariciar a mi gata y hablar con ella. Porque tengo agua caliente en mi ducha, porque tengo comida en mi nevera. Porque vuelvo a nacer de nuevo y puedo cambiar aquello que no me gusta y mejorar mi vida. Muchos días antes de salir de casa, ya he dado gracias más de cien veces.

Ese sentimiento de gratitud hace que cuando ponga el pié en la calle, me sienta envuelta por una energía mágica. Hago las mismas cosas y me encuentro con las mismas personas que antes, pero ahora estoy encantada de encontrármelas y eso se nota y se transmite. Me doy cuenta de como la gente me sonríe, me saluda y me habla de otra manera. Siento su calor, su aprecio, su empatía. Siento como una manta de amor que me envuelve y me protege de todo contratiempo.

Siento que estoy bendecida por la gratitud a mis ángeles guardianes, que tienen mucho trabajo día y noche conmigo, y me evitan cualquier situación inconveniente. Cuando voy a decir algo inoportuno, suena el teléfono, pasa un coche que hace que me desvíe, o cualquier otra "casualidad" que impide que lo diga. Antes ya me sucedía, como a todos los seres humanos, pero yo no le daba la magnífica importancia que posee. Ahora he comprendido que la casualidad no existe, y he tomado conciencia de que no estoy sola. Estoy siempre rodeada por unas fuerzas invisibles que me ayudan y me protegen constantemente sincronizando mis situaciones de la forma más adecuada. La mayoría de las veces no entiendo intelectualmente su forma de actuar, pero he aceptado y comprendido que "todo lo que sucede, sucede por algo y para que algo suceda después".

CAPÍTULO 11.
Los Ángeles

LOS ÁNGELES NO son personajes de ciencia-ficción, aparecen en todas las culturas, creencias y religiones. Se trata de seres espirituales cuya misión es preservar el orden de la naturaleza y proteger a los humanos ante las adversidades. La palabra ángel significa "mensajero". A veces son anunciadores de sucesos (como el ángel que anunció a los pastores el nacimiento de Jesús). Otras veces, nos orientan en la manera que Dios quiere que actuemos ante una situación específica. Son mensajeros de la divinidad y presentan rasgos familiares y comprensibles en los ambientes culturales de la persona a la que se manifiestan: los indios de América hablan también sobre apariciones angelicales bajo formas de animales.

Para Santo Tomás los ángeles eran "puro intelecto". Pueden entrar en contacto con nosotros bajo distintas formas: como personas, como figuras de luz, voces, pensamientos, reflexiones, revelaciones, sueños o visiones.

Los hombres y los ángeles viven en mundos paralelos que se complementan. Estos seres protectores que nos parecen tan lejanos, están realmente muy cerca de nosotros, a nuestro lado. Cada ser humano (no importa su credo o ausencia de él), va siempre acompañado de un ser de naturaleza espiritual, dotado de inteligencia y poderes extraordinarios, que pone a disposición de su protegido.

El encuentro con el ángel es una experiencia real, común a un gran número de personas de todas las culturas, y recogida y estudiada por serios investigadores. En todos los casos provoca un cambio radical en la existencia de las personas. Por el momento, esta experiencia, no puede ser demostrada ni explicada mediante los parámetros de la ciencia tradicional.

Tampoco es necesario. Tener una experiencia angélica es de lo más gratificante, puesto que tomamos conciencia de que no estamos solos; de que existe una energía que nos acompaña, nos guía y nos ayuda en nuestra dimensión individual.

Entre los investigadores que con mayor intensidad y rigor se han ocupado de los ángeles destaca el sueco Emmanuel Swedenborg, brillante científico contemporáneo de Newton. Dotado de una gran inteligencia logró conquistar una enorme suma de conocimientos, convertirse en un reconocido ingeniero de minas, una autoridad en metalurgia y en ingeniería militar. Entre las numerosísimas obras que dejó escritas hay tratados de física, química, astronomía, mineralogía, minería, anatomía y economía. A partir del año 1743, comenzó a ocuparse de asuntos espirituales y en 1745 a tener comunicaciones directas con los ángeles, pero al contrario de la usanza espiritista, con pleno uso de sus facultades y conciencia. En su obra "Arcana Celestia" dice textualmente: "Estoy convencido de que muchos insistirán en que es imposible al hombre conversar con los ángeles mientras está encerrado en la cárcel del cuerpo. Dirán que mi trato con éstos seres es pura invención o bien un recurso para obtener publicidad. Por mi parte, no me preocupo de cuánto se pueda decir en mi contra, pues no hablo sino de lo que he visto, oído y palpado".

El filósofo y literato Rabindranath Tagore decía: *"Yo creo que somos libres, dentro de ciertos límites, y hasta estoy convencido de que existe una mano invisible, un ángel que nos guía, que de alguna manera, como una hélice sumergida, nos empuja hacia delante".*

CAPÍTULO 12.
La Comprensión

EL HECHO DE enfrentarme a la muerte, cambió toda mi vida. Le dije adiós a las cosas que automáticamente creía que debía hacer. Le dije adiós a hacer las cosas que se esperaba de mí y me centré en lo esencial, empezando a verlo todo de una manera muy diferente, mirando mi vida desde fuera de mí misma como mera observadora, sin tomarme nada de forma personal. Empecé a cuestionarme si realmente quiero hacer lo que hago. A replantearme si lo que tengo en mi vida es todo lo que quiero, si me falta algo; si echo de menos a algunas personas que quedaron atrás…o si lo que echo de menos es a la persona que yo era cuando estaban a mi lado…

He empezado a ver mi vida con perspectiva, como espectadora, como si no fuese mi vida, como si no me fuese la vida en ello. He empezado a hacer exactamente lo que yo quiero hacer y no necesariamente lo establecido, lo impuesto o lo que se espera que yo haga. Entre otras cosas, he empezado a escribir mis pensamientos para que no se me olviden, lo que ha hecho posible este libro.

Comprendí que yo había creado mi enfermedad poco a poco. Que mi nivel de exigencia me había llevado a concentrarme en el lado menos amable de lo que me rodeaba, asumiendo la responsabilidad de mejorarlo todo.

He comprendido que yo no puedo cambiar el mundo. Que yo no puedo cambiar nada ni a nadie, sólo puedo cambiarme a mí misma con un gran esfuerzo. Había creado mi enfermedad colocando mi atención en todo aquello que yo creía que me faltaba, en vez de colocarla en lo que sabía que tenía. No amándome lo suficiente; negándome mi aprobación y exigiendo la de los demás. Recordando viejos agravios que para nada influían en mi presente, pues el pasado sólo existe remotamente en la memoria. Alimentando sentimientos de tristeza e insatisfacción. Y cuando por fin se hizo patente, me había dedicado a observarla, documentándome sobre ella, pensando en ella constantemente. Le había dado pan durante todos los días y todas las noches, por lo que había ido creciendo y engordando de forma progresiva.

Mientras mantenía mi atención en la enfermedad, estaba bajo su poder. Cuando desvié la atención hacia asuntos que me aportaban bienestar comencé a sentir satisfacción y la enfermedad dejó de poseerme. Esto se debe a la increíble fuerza de la ley de la atracción del universo, más poderosa incluso que la ley de la gravedad.

Una de las teorías sobre la causa de la fibromialgia es que tiene su origen en el carácter, produciéndose principalmente en personalidades denominadas de tipo A, en personas con un alto nivel de exigencia, sobre todo en mujeres que pretenden ser superwoman. De ser así, desde luego yo daba todo el perfil. Era perfeccionista y metódica, tendía permanentemente hacia la excelencia, haciendo de este hecho un defecto más que una virtud. Pretendiendo ser una mujer-diez, con una imagen intachable, la mejor esposa, la mejor amiga, la mejor madre, la mejor empresaria, la mejor presidenta, la mejor ama de casa,….la mejor en todo; sin aceptar que no soy perfecta, que nadie lo es. Era altamente exigente también con los demás y, esta actitud constante, hacía que mis hijos y colaboradores estuvieran hartos de mí.

Pretendía controlar todo lo referente a mi vida y los que la rodeaban, y fue entonces cuando apareció la enfermedad, demostrándome que no podía controlar ni siquiera mi propio cuerpo. Comprendí que sólo puedo ser una mera observadora del mundo. Que si pretendo controlar a los que me rodean, sólo conseguiré llenar mi vida de conflictos. Que debo permitir a los demás hacer uso del máximo regalo que les ha sido dado: su libertad, y ello incluye que tomen sus propias decisiones y se equivoquen si es necesario.

Podría decirse que esta enfermedad no es real, puesto que no se manifiesta en pruebas clínicas, pero ninguna enfermedad lo es. Nada que no sea puro y perfecto es real, pues no forma parte de la inteligencia universal. Todo lo imperfecto lo creamos nosotros, porque somos imperfectos. Lo creamos siempre por alguna razón, porque necesitamos aprender algo en nuestro camino de evolución espiritual.

Sólo a partir de la enfermedad aprendí a rezar, a sintonizar con ese misterio más grande que yo. Sólo a partir de entonces me propuse meditar, escuchar a ese misterio. A mantener mis sentidos abiertos y mi conciencia en estado óptimo para absorber y canalizar la información que cada día el universo me envía. Sólo a partir de entonces, aprendí a escuchar a mi cuerpo, a comprender que me estaba enviando señales para que cambiase mi actitud ante la vida. A utilizar la imaginación como fuerza creadora. A cubrirme con un manto de amor que trasmuta todo lo negativo en positivo. A sentir como la energía sanadora del universo recorre mi cuerpo, mi mente, mi espíritu y todos los asuntos de mi vida. Y ahora sé que cuando haya aprendido todo lo que tengo que aprender de la enfermedad, y no se me olvide nunca, haciendo que todo este conocimiento enriquezca mi vida y la de los que me rodean, se irá como llegó, se disolverá en la nada de donde vino.

Mi hijo Adrián, que hace ya años cumplió la mayoría de edad, me ha dicho muchas veces que mi mayor defecto es que quiero ser perfecta en todo. Yo le he machacado durante años con el orden y la limpieza (que no son precisamente su fuerte), y hemos tenido temporadas muy tensas. Ahora comprendo que no merece la pena tener una mala relación con un hijo por ningún motivo, mucho menos por el desorden de su habitación.

Que si la habitación de mis hijos no responde a mi sentido del orden y la limpieza, quizás sea porque su sentido del orden y el mío no son el mismo, ni tienen porqué serlo. Ahora comprendo que tengo que vivir y dejar vivir, que no puedo ser perfecta, que nadie puede, que nadie lo es. Ahora comprendo que sólo soy un canal por el que fluye la energía del universo para que mi propósito en el mundo se lleve a cabo de la mejor forma posible, ni más ni menos.

Solo por hoy tendré el máximo cuidado de mi aspecto: cortés en mis maneras, no criticare a nadie y no pretenderé mejorar o disciplinar a nadie, sino a mi mismo". Papa Juan XXIII

Ahora comprendo porqué nunca podemos dejar de amar a algunas personas (por mucho que choquemos, por mucho que nos digan, por mucho que nos hagan…), porque las emociones no se pueden racionalizar. El corazón nació salvaje, es más fuerte y más libre que la razón; anula su lógica, mengua su talento y desprecia su inteligencia. Es un potro pasional y desbocado que sólo obedece las órdenes del sentimiento. Ahora comprendo que puedo poner la razón al servicio del corazón.

He empezado a hacerles un sitio preferente a las personas a las que quiero. Independientemente de los lazos de sangre, las relaciones de amor me sostienen. Ahora comprendo mis relaciones y estoy profundamente agradecida al cielo por ellas, antes sólo las entendía (pues entender se hace con la mente, pero comprender sólo puede hacerse desde el corazón).

Con los años he comprendido que los sentidos me engañan muy a menudo, pues el mundo es mucho más complejo de lo que mis sentidos son capaces de captar. La razón me engaña de vez en cuando, pero el corazón no me engaña jamás, por lo que debo ir siempre allá donde él me guíe sin cuestionarle, porque como dijo Pascal: *"el corazón tiene razones que la razón no entiende".*

Ahora comprendo que he perdido muchas veces y muchas cosas en mi vida, entre otros motivos, porque la soberbia es uno de mis pecados, y porque nunca fui sumisa ni servil. Pero perdiendo aprendí que siempre hay tiempo para empezar de nuevo, para darse una nueva oportunidad. Siempre que creí que todo estaba perdido fue el principio de mi mejora, pues el momento más oscuro es siempre el que precede al amanecer. La vida nos llama por nuestro nombre, nos atrae como un imán, nos invita a renovar la esperanza en una nueva aventura, un nuevo desafío, hacia nuestra constante escalada en nuestra evolución personal.

He comprendido que cuando lucho por lo que quiero, puedo perder, pero cuando no lucho, estoy perdida.

He comprendido que estar viva significa mucho más que comer y respirar. Que "estar viva" significa crecer espiritualmente.

Ahora comprendo que el ser humano es un ser trascendente, que siempre irá más allá de sí mismo. Todos hemos venido a hacer algo para completar nuestra evolución como seres espirituales, por eso estamos aquí. He comprendido que no puedo irme hasta que cumpla mi propósito. Llegamos a esta vida sin conocerle, pero se nos va revelando a lo largo de la misma a través de nuestras inquietudes. Es como si nuestro camino se abriese con cada pensamiento, con cada deseo, con cada proyecto. Poco a poco, vamos comprendiendo cual es nuestro propósito, nuestra misión en la vida, qué es lo que hemos venido a hacer a este mundo.

En nuestro camino, vamos descubriendo la cantidad de cosas que tenemos que aprender y como por arte de magia, van apareciendo las situaciones y las personas que nos guiarán o nos enseñarán lo que necesitamos saber. A veces en forma de amigos y otras veces en forma de enemigos. Si uno necesita aprender humildad, las circunstancias que la vida le presente y a las que tendrá que enfrentarse, le ofrecerán esa posibilidad. Si lo que necesita aprender es tolerancia, todo sucederá en esa dirección.

He comprendido que cada amanecer el mundo comienza de nuevo, regalándonos no sólo un día más, sino otra oportunidad de renovación. Que la vida no nos demanda sacrificios, ni mucho menos. Que sólo nos pide que seamos permeables, que abramos nuestros sentidos (los físicos y los metafísicos) para permitir que nos cale con toda su energía, con toda su fuerza, con todos sus mensajes. Que fluyamos en el río de la vida, que nos dejemos llevar por su corriente. Que seamos agua, sin forma, capaces de adaptarnos a la del recipiente que nos contenga en cada momento (el de la abundancia ó el de la austeridad) en la gran lección de supervivencia a la que nos expone cada cambio que se produce en el entorno. Que seamos agua, implacable, capaz de erosionar con el tiempo a la más dura de las rocas, pero siempre limpia y transparente. Que fluyamos constantes e inexorables por nuestro cauce hacia nuestra evolución personal. Que no nos estanquemos nunca, pues el agua que se estanca acaba por pudrirse.

Que nos amemos a nosotros mismos, pues nadie puede dar de lo que no tiene, y para dar amor es necesario llenarse de él. Que extendamos ese amor como un manto por donde pasemos, pues sólo sembrando amor lo recogeremos. Que el amor disuelve las emociones negativas de la misma forma que la oscuridad desaparece ante la luz. Que no es el tiempo quien cura las heridas, sino el amor.

Que la felicidad no es patrimonio de los más ricos, ni de los más sabios, ni de los más bellos, pues es un pozo inagotable que está dentro de cada ser humano y ese es el único lugar donde la encontraremos. Que ser felices depende de que nos llevemos bien con nosotros mismos, pues somos las únicas personas con las que tenemos que convivir durante toda nuestra vida, el resto vienen y van. He comprendido que la vida nos demanda que seamos felices, pues la felicidad es garantía de salud y de ilusión (alimentos de la propia vida).

Que tengamos un propósito, pues una vida sin propósito no merece la pena ser vivida. *"Bueno es ir a la lucha con determinación, abrazar la vida y vivir con pasión, perder con clase y vencer con osadía, porque el mundo pertenece a quien se atreve y la vida es mucho para ser insignificante"* (Charles Chaplin).

Que sigamos creciendo, pues la diferencia entre una flor viva y otra cortada es que la flor viva sigue creciendo y mostrando toda su belleza, mientras que la flor cortada se marchita hasta morir. Que demos vida y todo aquello que la alimenta: el amor, la pasión, la alegría, la creatividad…, pues la vida necesita alimentarse para seguir siendo vida.

Que fluyamos hacia donde nos lleven nuestras intenciones, nuestra vocación, nuestras inclinaciones, nuestros anhelos, nuestras ilusiones; que pongamos en ello toda nuestra pasión y que hagamos realidad nuestros sueños.

Que no perdamos nunca la curiosidad, que sigamos aprendiendo de cada día, de cada momento, de cada instante de nuestra existencia. Pues sólo mueren, aunque sigan respirando, aquellos que piensan que ya no tienen nada que aprender, porque se quedan anquilosados y fuera de tiempo.

Que los árboles desnudos y retorcidos del invierno representan la imagen misma de la muerte. Pero inexorablemente, el tiempo da paso a la primavera con la renovación de los votos de la vida, y el milagro comienza a producirse: las temperaturas se dulcifican, los árboles germinan y de la tierra brotan las plantas y las flores, recordándonos que nada muere, que todo cambia, todo se transforma, todo se regenera. Y la vida le da un corte de mangas a la muerte en su cíclica resurrección.

He comprendido que la vida sólo me pide que esté viva; que disfrute de estarlo, que viva intensamente. Que deje constancia de mi paso por el mundo y no me acostumbre sólo a pasar por él. Que abra mis sentidos y agradezca todas las bendiciones que el cielo ha puesto en mi persona y en mi vida: la capacidad de ver los colores de la naturaleza, de oír mi sinfonía favorita y la risa de mis hijos. De disfrutar de una obra de teatro, una conversación con mis amigos, una cena a la luz de la luna con mi pareja. Que escuche mi corazón palpitar con fuerza, haciéndome sentir en cada latido: "estoy viva, estoy viva, estoy viva".

He comprendido mi debilidad por la belleza, esa belleza objetiva que tiene valor en sí misma y que a todos nos cautiva y enamora. La que envuelve al lago en un día de primavera, la de los ojos de mi amiga Eva cuando me observan majestuosos, la del paisaje que no podré borrar jamás de mi recuerdo. La belleza de un cuadro que me hace sentir cosas que ni el propio autor podría imaginar. La de un objeto extraordinario, tenga o no tenga utilidad, sólo porque sí, porque es bello…Esa es la razón por la que he dedicado mi vida a rodearme de cosas bonitas y ofrecerlas a los demás para embellecer sus vidas a la par que sus hogares; porque ¿qué sería del mundo sin belleza?

He comprendido que una de las cosas más importantes que tenemos que aprender es a rezar. Rezar es sencillamente ponerse en sintonía con la Inteligencia Infinita, con el Espíritu Divino, con la Ley de la Atracción, con Dios, o como quiera que cada uno lo conciba. Si aprendemos a pedir exactamente lo que deseamos de la forma adecuada, el cielo nos responderá sin ninguna duda. Y si manifestamos gratitud por eso que hemos pedido, lo recibiremos en el más corto espacio de tiempo, pues la gratitud es el sentimiento que le dice al universo que aquello que hemos pedido ya lo concebimos como nuestro, por eso lo agradecemos.

He dejado de ser resistente, pues la resistencia produce más acciones indeseables de aquellas a las que nos estamos resistiendo. La madre Teresa de Calcuta lo expresó muy bien cuando dijo: *"nunca iré a una manifestación contra la guerra, pero si convocáis una manifestación a favor de la paz, por favor, llamadme"*. Esta monjita albano-india, entrañable y maravillosa, sabía muy bien lo que decía. Todo aquello que se alimenta crece y se hace más grande. Si luchamos contra la guerra, estaremos provocando más guerra, si actuamos por la paz, será la paz lo que crearemos.

Todas las guerras tienen un trasfondo económico, se deciden en los despachos de los dirigentes, haciendo creer al mundo que el motivo económico no es tal y manipulando la información con ideas aparentemente altruistas, en la mayoría de los casos en nombre de Dios. Pero son las gentes más humildes las que van a luchar al frente. Son los civiles más pobres de la tierra los que mueren masivamente en las guerras. No existe una idea que valga una sola vida, pues las ideas son mutables. No merece la pena morir por ninguna idea, pues por encima de las ideas, los seres humanos pueden entenderse a través del corazón.

Si le damos pan a una situación indeseable, como es la guerra, conseguiremos que engorde. Quisiera citar una parte de una hermosísima canción de Jorge Drexler (milonga del moro judío), con quien me siento totalmente identificada:

"No hay muerto que no me duela, no hay un bando ganador.
No hay nada más que dolor y otra vida que se vuela.
La guerra es muy mala escuela, no importa el disfraz que viste.
Perdonen que no me aliste bajo ninguna bandera;
Vale más cualquier quimera que un trozo de tela triste.
Y a nadie le di permiso para matar en mi nombre.
Un hombre no es más que un hombre y si hay Dios así lo quiso.
El mismo suelo que piso seguirá…, yo me habré ido.

Rumbo también del olvido no hay doctrina (*o ideología*) que no vaya, y no hay pueblo que no se haya creído el pueblo elegido".

Todos los grandes espirituales de la historia lo han dejado dicho, muchas veces pobremente, de forma que sus contemporáneos lo entendiesen. Jesucristo, por ejemplo, dijo: *"pedid y se os dará"*. Así funciona, tan simple y tan complejo a la vez. Y no hay límites, el universo está cargado de abundancia. De la misma forma que existe aire suficiente para todos, existe riqueza suficiente para todos, lo que ocurre es que está mal repartida. El universo no nos demanda sacrificios y no nos pide nada a cambio. Nos da exactamente lo que pedimos. Por lo tanto, no seamos nosotros quienes le pongamos límites con nuestras actitudes mezquinas o nuestros mensajes de que no somos dignos. Digámosle que estamos abiertos, preparados para recibir todo lo que deseamos, todo lo que nos corresponde por derecho divino, por el hecho de existir.

"Cada vez que ponemos una idea en nuestro pensamiento, el universo conspira para que esa idea se materialice. Lo que ocurre es que en la mayoría de las ocasiones no ponemos la idea que deseamos, sino todo lo contrario, y el universo nos envía exactamente eso, porque no discierne entre lo positivo y lo negativo, entre lo que deseamos y lo que tememos. Si estamos pensando en nuestras deudas nos enviará más deudas, pero si nos sentimos agradecidos por toda la abundancia que hay en nuestras vidas, eso es lo que nos enviará el universo: abundancia. La ley de la atracción al igual que la ley de la gravedad no discierne y, si dos personas se caen desde un rascacielos, la ley no reparará en que una sea buena persona y la otra mala, ambas se estrellarán contra el suelo irremediablemente". Extraído de *"The Secret"* de Rhonda Byrne

CAPÍTULO 13.

Gracias a la Enfermedad

"NO LLORES Y agradece". Aquellas palabras se grabaron a fuego en mi mente, y se instalaron para siempre en mi corazón. Ahora me siento agradecida también por la enfermedad, pues a través de ella he aprendido cosas de las que de ninguna otra forma hubiese tomado conciencia. Gracias a "aquella noche" he descubierto que la vida es, sobre todo, una experiencia de gratitud. Gratitud hacia la musa inspiradora que nos susurra lo que debemos hacer o decir, plasmar en un cuadro ó escribir en un artículo. Hacia el mundo, que nos pone delante lo que necesitamos conocer, lo que nos hará comprender o nos ayudará a crecer en cada momento de nuestra vida, en forma de documental en la televisión, conversación con un amigo, el libro adecuado, etc…, el mundo en forma de maestro, (un viejo proverbio chino dice: *"cuando el alumno está preparado aparece el maestro"*). Gratitud hacia la luz que nos ilumina y los ojos que la perciben. Hacia la música que expande nuestro espíritu y los colores de la naturaleza que impactan nuestra retina, hacia la sonrisa de un bebé y la ternura de un anciano que conmueven nuestras almas. Gratitud hacia la lluvia que moja nuestros campos y nos proporciona vida y alimento, hacia el olor de la tierra mojada que nos hace sentirnos vivos y confortables, formando parte de este maravilloso planeta azul, que no es ni más ni menos que un milagro del universo.

Una de las cosas que me ocurrían es que a menudo se me ralentizaba el lenguaje y me costaba hablar, lo hacía con dificultad y en ocasiones tartamudeando, por lo cual, y para no aburrir a las ovejas, no me quedó más remedio que hablar menos y escuchar más. Ha sido estupendo, quizá lo mejor que me ha ocurrido en mi vida; es increíble la de cosas que he aprendido, escuchando activamente. Ahora comprendo porqué para que un ser humano aprenda a hablar hacen falta dos años, sin embargo, para que aprenda a callar, toda una vida. Ahora comprendo también porqué la naturaleza nos ha regalado dos oídos y una sola boca, indudablemente es para que escuchemos el doble de lo que hablamos.

He aprendido que sólo cuando escuchamos obtenemos ideas diferentes a las nuestras y esto es lo único que nos enriquece y nos hace grandes. He comprendido que cuanto más grande y generoso es el espíritu humano menos son las palabras que necesita para expresarse. Que los espíritus pequeños por el contrario, suelen hablar mucho sin decir nada y siempre a demasiados decibelios, pues es la única forma que se les ocurre de autoafirmarse, molesta y errónea, por otra parte.

Lo que nos diferencia de los animales, además de la conciencia de nosotros mismos, es el sonido ordenado que transmite la capacidad de comunicación (la más excelsa manifestación de la inteligencia). La palabra es la cristalización del pensamiento, la piedra angular donde se soporta nuestro saber y se desnuda nuestra ignorancia; el más grande privilegio humano que nos revela al mundo exterior, y el vínculo más eficaz de nuestras relaciones recíprocas. Con el desarrollo del lenguaje, allá en los tiempos que separan a la historia del más remoto pasado, los seres humanos descubrieron lo que nos ha convertido en la especie más poderosa –y más peligrosa- de este frágil planeta que compartimos con cierta irresponsabilidad.

El pensamiento, que nos conecta con las ideas, es también el creador del lenguaje, y con él la humanidad ha despegado hacia mundos ilimitados. La palabra es como una máquina del tiempo, que nos permite reconstruir, con la minuciosidad del relojero y la creatividad del artista: el pasado, el presente y el futuro.

En cierta ocasión, un sabio maestro se dirigía a un atento auditorio dando valiosas lecciones sobre el poder sagrado de la palabra y el influjo que ella ejerce en nuestra vida y la de los demás. De repente fue interrumpido por un hombre que le dijo airado: ¡No engañe a la gente! El poder está en las ideas, no en las palabras. Todos sabemos que las palabras se las lleva el viento. ¡Lo que usted dice no tiene ningún valor! El maestro lo escuchó con mucha atención y tan pronto terminó, le gritó con fuerza: ¡Cállate, estúpido; siéntate, idiota! Ante el asombro de la gente, el aludido se llenó de furia y soltó varias imprecaciones, pero cuando estaba fuera de sí, el maestro alzó la voz y le dijo:

- Lo siento caballero, le he ofendido y le pido perdón. Acepte, por favor, mis sinceras excusas y sepa que respeto su opinión, aunque estemos en desacuerdo.

El hombre se calmó y le dijo al maestro:

- Lo entiendo... y también yo le presento excusas por mi conducta. No hay ningún problema, y acepto que la diferencia de opiniones no debe servir para pelear sino para mirar otras opciones.

El maestro le sonrió y le dijo: "Disculpe usted que haya sido de esta manera, pero así hemos visto del modo más claro el gran poder de las palabras: con unas pocas lo exalté y con otras lo he calmado".

Las palabras no se las lleva el viento, dejan huella, tienen poder e influyen positiva o negativamente. Uno es esclavo de lo que dice y dueño de lo que calla. Las palabras curan o hieren, animan o desmotivan, reconcilian o enfrentan, iluminan o ensombrecen, dan vida o dan muerte. Con pocas palabras podemos alegrar a alguien y con pocas palabras podemos llevarlo al desespero. Los filósofos griegos decían al respecto: *"Cuida tus pensamientos porque ellos se convierten en palabras y cuida tus palabras porque ellas marcan tu destino",* es decir, todo aquello que pensamos lo ponemos en palabras y todo aquello que decimos lo convertimos en hechos. La Biblia expresa la misma idea*: "Y el verbo* (la palabra) *se hizo carne* (se materializó)".

"Las palabras con que se envenena el corazón de un hijo, por mezquindad o por ignorancia, se quedan enquistadas en la memoria y tarde o temprano le queman el alma" (La Sombra del Viento) Carlos Ruiz Zafón

Un grupo de ranas viajaba por el bosque y de repente, dos de ellas cayeron en un hoyo profundo. Las ranas se reunieron alrededor, y cuando vieron cuan hondo era, le dijeron a las dos del fondo que para efectos prácticos, deberían darse por muertas. Las dos ranas no hicieron caso a los comentarios de sus amigas y siguieron tratando de saltar fuera con todas sus fuerzas. Las otras seguían insistiendo en que sus esfuerzos eran inútiles. Finalmente, una de las ranas puso atención a lo que las demás decían y se rindió; ella se desplomó y murió. La otra rana continuó saltando tan fuerte como le era posible. Una vez más, la multitud de ranas le grito que dejara de sufrir y simplemente se dispusiera a morir. Pero la rana saltó cada vez con más fuerza hasta que consiguió salir. Cuando estaba arriba, las otras le preguntaron: "¿Es que no escuchaste lo que te decíamos?" La rana les explicó que era sorda y que ella pensó que las demás la estaban animando a esforzarse más para salir del hoyo.

Esta historia contiene dos lecciones: La lengua tiene poder de vida y muerte; una palabra puede ayudar a levantarte o destruirte. *"Tengamos cuidado con lo que decimos, pero sobretodo con lo que escuchamos".* (Hsien-Sheng Liang)

La palabra es como la lluvia que cuando cae del cielo ya no vuelve, sino que empapa la tierra, la fecunda y le hace germinar desencadenando el círculo de fertilidad que dará sus frutos.

La palabra es también como una bala que se dispara... una vez salida del arma ya no regresa; y puede asustar, herir o matar. Si cuidamos que el arma no se dispare inoportunamente puede incluso salvar la vida, sólo se trata de saber en qué momento hay que apretar el gatillo. Hagamos una nueva Revolución de los Claveles, es cuestión de voluntad y control, pongamos flores en los cañones de los fusiles, que son nuestros labios.

Pero las palabras más importantes, las que definen nuestro carácter y construyen nuestro destino, son las que nos decimos a nosotros mismos. Si alimentamos nuestra mente todos los días con palabras de ánimo, de superación, de valor y de alegría, ningún obstáculo en nuestro camino nos detendrá. Muy al contrario, lo saltaremos con dinamismo, le sacaremos todo el beneficio que entraña (pues toda dificultad conlleva un beneficio igual o superior) y nos posicionaremos más alto en la escalera de nuestra vida.

He decidido dar siempre una respuesta positiva a las cuestiones sobre mi salud y me digo a mí misma y a todo aquel que me pregunta, que cada día que pasa me encuentro mejor, por tres razones fundamentales: la primera por mí, porque al escuchar que estoy bien, eso es lo que mi mente procesa y a lo que mi cuerpo responde. La segunda por la gente que me quiere, pues por el hecho de quererme me veo en la obligación de ofrecerles la mejor posibilidad de mí misma. Y la tercera por la gente que no me quiere (que alguno habrá), para no darles satisfacción alguna.

A menudo utilizamos los verbos oír y escuchar como si fuesen sinónimos cuando en realidad designan dos acciones distintas. Oír es un proceso fisiológico pasivo. Escuchar es un proceso activo mucho más complejo que implica, entre otras cosas, atención e interés por nuestro interlocutor/a.

De vez en cuando sondeo a mis conocidos para saber qué piensan sobre su capacidad de escucha. Sus respuestas no dejan de sorprenderme: la mayoría de las personas pensamos que sabemos escuchar. "Yo escuchar, escucho. Otra cosa es que sepa comunicar" –me dicen. Sin embargo, el espejo del otro suele depararnos alguna que otra sorpresa.

El ritmo atropellado y frenético del día a día, las múltiples obligaciones a las que estamos sometidos y las constantes intermitencias en nuestro pensamiento reducen considerablemente la atención que nos dedicamos mutuamente. Escuchar es probablemente la dimensión más importante de la comunicación. A pesar de ello, la escucha ha tenido un papel secundario en las teorías de la comunicación. Ha sido relegada a un segundo plano por su compañera de viaje: la admirada y deseada capacidad oratoria. Si el emisor articula y emite bien su mensaje, misión cumplida. Sin embargo, la comunicación es un fenómeno complejo que va mucho más allá de la capacidad de emitir correctamente un mensaje. Expresión efectiva no siempre es igual a comunicación efectiva. La escucha es un proceso clave. Si no escuchamos, la calidad de nuestras relaciones se resiente. Los padres han de escuchar a sus hijos para entenderlos. Empresarios y comerciantes necesitan escuchar a sus clientes para saber cuáles son sus necesidades. El éxito de una relación afectiva depende de que ambas partes se escuchen y se sientan escuchadas… Un amigo me dijo hace poco que en la sociedad occidental "saber escuchar es una habilidad que se encuentra en peligro de extinción" y pienso que no andaba nada desencaminado.

Durante toda mi vida he dormido como una marmota, y recuerdo que mi madre se enfadaba conmigo por esa razón. Desde que ocurrió esto en mi vida, duermo poco y mal, pero he aprendido a sacarle ventajas: cada hora que estamos dormidos nos perdemos sesenta minutos de conciencia. Ahora vivo con intensidad los paseos matinales y las largas noches estrelladas que no había descubierto antes, pues no hay nada más hermoso que una mañana de otoño o una noche de verano.

Con la enfermedad, aprendí a aceptar al dolor como mi compañero de viaje, y en el laberinto de mi frágil memoria no encontraba el tiempo en que caminaba sin su compañía. Gracias a que no recordaba lo que significaba vivir sin dolor, ahora comprendo que puedo tener paz a pesar de todo, puesto que ni el dolor, ni cualquier otra circunstancia externa, pueden ser determinantes en mi estado mental, si yo no les otorgo ese poder. Ahora comprendo que no importa lo que ocurra en el exterior de mi vida, sino como lo procese en mi interior, es decir en el ordenador de mi mente, y la respuesta que yo le dé a ese hecho o circunstancia. He aprendido a ser más receptiva con el dolor ajeno, aunque no conozca a las personas, aunque se trate de gentes muy lejanas a mí, me siento atraída por ellas en una empatía del dolor que me hace estar más cerca de las personas que sufren en cualquier parte del mundo, por cualquier causa.

Físicamente me sentía disminuida si me comparaba con la que era antes, pero intelectualmente no, quizá porque el ego nos impide a todos aceptar que nos sentimos disminuidos a ese nivel. He escuchado muchas veces eso de *"tengo mala memoria"*, pero nadie dice *"tengo mala inteligencia"*. Lo cierto es que los pensamientos me venían fluidos, los que no me venían fluidos eran los vocablos para expresarlos y a veces me costaba encontrar las palabras elementales; tenía dificultad para recordar nombres (incluso los más familiares). Y me veía obligada a desinflar mi ego para hablar menos y escuchar más, recordando que hubo un tiempo en el que la fluidez verbal era mi fuerte. Prefería escribir, pues el papel en blanco me esperaba siempre paciente a que apareciera la palabra adecuada, pero ante una conversación la inseguridad me invadía. Para superar este sentimiento acepté un espacio que me ofrecieron en la televisión local, en el que tenía que hablar sobre decoración, que se suponía era mi fuerte y mi medio de vida.

Un día me pidieron que participase en un debate en directo, porque les había fallado una persona a la que esperaban, y sorprendentemente, mi intervención le gustó al director, por lo que me ofrecieron participar en debates sobre temas de actualidad todas las semanas.

Me sentí confundida y empecé a experimentar miedo escénico y una inseguridad incontrolada, pues no sabía si sería capaz de aparecer ante las cámaras en riguroso directo y además en debates dónde no sólo debía tener un verbo fácil y rápido, sino seguro y convincente. Pero me dije a mi misma que tenía que hacerlo, recordándome que cuando un jinete se cae del caballo, debe subirse inmediatamente para que el miedo no lo paralice, o de lo contrario, no volverá a subirse nunca más. Yo me había caído de algunos caballos, entre ellos el de la memoria y que mejor reto que el debate televisivo en directo.

Se trataba de una colaboración voluntaria, por la que no me pagaban, pero decidí no cerrarme ninguna puerta y simplemente dije *"Si"*. A partir de ese momento fui consciente de la fuerza que tiene la televisión como medio de comunicación, sólo era una cadena local, y yo pensaba que no me vería prácticamente nadie, teniendo en cuenta las opciones que presentaban las grandes cadenas nacionales, públicas o privadas, en la misma franja horaria; pero me sorprendieron la cantidad de llamadas telefónicas y mensajes al móvil que empecé a recibir. Pero si hasta me paraban por la calle para decirme: *"anoche te vi en la tele, me gustó lo que dijiste sobre…."*, *"lo haces muy bien, hay que ver como te defiendes…"*, etc. Lo que me motivó a sentirme mucho más segura de mi misma y apoyada por los demás.

He conocido todo tipo de gentes ante las cámaras y detrás de ellas. Lo que se cuece en los pasillos, maquillaje, etc…de una cadena de televisión es de lo más interesante. Desde entonces, tengo contacto con personas extraordinarias que han abierto mi mente, mi mundo y mi abanico de relaciones. Pero lo mejor es que personas de mi pasado, con las que hacía años que había perdido el contacto, volvieron a aparecer en mi vida gracias al inmenso poder que la televisión tiene para meterse en la intimidad de los hogares de la gente.

El hecho de decirle sí a la televisión me ha servido para saber que todo es superable, para darme cuenta de que con valor y determinación puedo afrontar todos los retos. Para tomar conciencia de que la vida es una carrera de obstáculos, pero que no debemos detenernos ante ninguno, pues lejos de limitarnos, cada obstáculo supone una oportunidad para saltar y posicionarnos más alto.

Mi amiga Eva, a la que adoro, empresaria también y un pilar inestimable en la puesta en marcha de la asociación de empresarios, piensa que no sé decir "no" y entre otras muchas otras cosas, me ha regalado el libro de *"no diga si cuando quiera decir no"*. Ella me dice muchas veces que soy demasiado confiada. Que debo poner una barrera entre el mundo y yo para que no me hagan daño (pues ha comprobado cómo me vendían los Judas y me golpeaban los Caínes, mientras los Fariseos permanecían inmutables). Pero yo soy así por naturaleza, muchas veces me han traicionado, si, pero sigo confiando, porque como dice un viejo refrán español: *"al que nace barrigón, de nada sirve que lo fajen"*. Y sigo creyendo que todo el mundo es bueno, hasta que me demuestren lo contrario.

"Es infinitamente mas bello dejarse engañar diez veces que perder una sola vez la fe en la Humanidad". Heinz Zschokke.

"No debemos perder la fe en la humanidad que es como el océano: no se ensucia porque algunas de sus gotas estén sucias." Mahatma Gandhi.

Debido a la fuerte medicación a la que estuve sometida durante algún tiempo, mi cuerpo sufrió una gran transformación. Yo, a quien la genética había tratado con generosidad, para quien la imagen era la mejor carta de presentación, que era absolutamente disciplinada y autoexigente, que no me permitía pesar ni un gramo de más y siempre tenía que ofrecer el mejor aspecto de mi misma, fui consciente de como mi cuerpo engordaba hasta veinte kilos. Tuve que renunciar a algunos símbolos de feminidad, como por ejemplo los tacones, pues aparte de provocarme más dolor de lo habitual, mis tobillos eran inestables y me los retorcía constantemente.

Estos hechos, unidos a que el paso del tiempo iban dejando en mí los primeros síntomas de envejecimiento reales, contribuyeron a que sufriese una crisis contra el tiempo y el espejo. Afortunadamente, con la visión de personas más inteligentes que yo, la he superado como tantas otras, y gracias a los baños de humildad que la enfermedad me ha proporcionado, mi ego se ha ido desinflando paulatinamente para pasar a ser consciente de que soy mucho más que un cuerpo. Que buscar la satisfacción personal en la juventud y la belleza, que tienen fecha de caducidad, no es ni recomendable, ni inteligente.

Que el cuerpo es el producto de un cóctel genético que no nos está permitido elegir, y que la belleza de un ser humano no reside en un cuerpo joven de dimensiones perfectas, sino que es algo mucho más sutil, que se cocina en los fogones de la aceptación y la felicidad.

Por otra parte, creo que es a partir de una edad cuando comenzamos a ser responsables de nuestro físico, pues la belleza no depende ya sólo de la genética sino de la evolución personal. *"Podría decirse que las personas jóvenes y bonitas son accidentes de la naturaleza, pero las personas adultas y bonitas son obras de arte porque se han ido haciendo a sí mismas"* Rafael Ballester Arnal en su obra "ciclo vital y desarrollo de la persona".

La vida se ocupa de ir dejando su estela en cada rostro y en cada cuerpo. Si se albergan malos sentimientos y amarguras no importa lo generosa que haya sido la genética, dejarán un halo de fealdad. El sufrimiento deja una huella indeleble pero, sobre todo, lo que de verdad envejece es perder la curiosidad y las ganas de aprender.

Tener atractivo es una cuestión de equilibrio, no de estética, y únicamente cuando la gente se hace mayor se descubre su auténtica belleza; pues ésta no tiene nada que ver con un cuerpo perfecto; reside en la expresión, que es la manifestación del alma, que ha ido evolucionando a través de nuestro diálogo interno (pensamiento) durante los años de nuestra vida, y si lo que se transmite es ternura, encanto, ilusión,…la belleza aflorará sin ninguna duda.

Ser atractiva no depende de lo que diga una báscula, pues todos conocemos a mujeres rellenitas e irresistibles y mujeres delgadas que espantan. Ser atractiva es mucho más importante que ser guapa. Ser atractiva significa poseer un don innato que ni se compra, ni se vende, ni se hereda, ni se aprende. Simplemente se tiene o no se tiene; si no se tiene no puede adquirirse de ninguna manera; y si se tiene no es necesario pasar por el quirófano para rejuvenecerse, ni visitar las mejores tiendas de cosméticos y ropa de marca, pues con un saco encima se seguirá siendo atractiva.

La seguridad de la madurez nos hace disfrutar más de la vida y la edad tiene muchas ventajas, pues adquirimos experiencia y serenidad. Las relaciones personales son menos superficiales y más enriquecedoras, ya que por fin hemos aprendido a seleccionar a aquellos que nos rodean.

Esta enfermedad fue para mí todo un canto a la esperanza, pues un día podía sentirme completamente abatida, sin fuerzas para moverme, sin poder recordar siquiera el nombre de mis hijos, pero sabía positivamente que al día siguiente o quizás al otro, todo habría pasado y me sentiría de otra forma, casi normal.

Me ha cambiado mucho el carácter. Antes me enfadaba con facilidad y en mis vehementes enfados, podía incluso llegar a perder la razón por las formas. Tuve que hacer un gran esfuerzo para aprender a no enfadarme, fundamentalmente porque no podía permitírmelo, pues una emoción negativa producía en mi cuerpo dolores insoportables. Ocurriera lo que ocurriera no permitía que nada ni nadie me alterase, y aprendí a canalizar los ataques de ira, a decirlo todo tranquilamente, sin acritud, procurando no ofender a nadie. Con este cambio de actitud, aprendí además, a evitarme muchos disgustos y malos ratos. Un viejo proverbio japonés lo expresa así: *"Si eres paciente en un momento de ira escaparás a cien días de tristeza"*. El resultado fue sorprendente, pues comprobé que mis ideas, opiniones y sugerencias eran tomadas con mayor consideración que antes.

Por supuesto no le descubrí nada nuevo a la humanidad, pues alguien mucho más grandes que yo lo dejó escrito siglos atrás: *"Nada te turbe, nada te espante, todo se pasa, Dios no se muda, la paciencia todo lo alcanza, quien a Dios tiene nada le falta, sólo Dios basta"*. Santa Teresa de Jesús.

Los ruidos me molestaban en gran medida y no podía soportar las voces estruendosas, ni la televisión alta, ni la música ratonera que ponían mis hijos en casa, ni por supuesto las discotecas o disco-bares. Que me ocurriese esto ha sido una bendición, pues me refugié en el silencio, impregnándome de todas sus ventajas. Ahora evito a las personas ruidosas y agresivas que son vejaciones para el espíritu, según escribió Max Ehrmann en su *Desiderata*, que es una maravillosa recopilación de reglas para ser feliz. Me rodeo de personas que me aporten paz y me enriquezcan espiritualmente. Y he descubierto que en el silencio es el lugar donde nos encontramos a nosotros mismos y nuestra propia espiritualidad. Dónde abandonamos nuestro ego y somos uno con el espíritu universal, que es un pozo inagotable de soluciones y respuestas a nuestros problemas. Shakespeare lo expresó diciendo: *"ve a tu interior, llama allí y pregúntale a tu corazón lo que no sabes"*. A veces la música suave de relajación es una buena compañía y una fuente de inspiración para encontrar todo lo que no podemos hallar en el mundo ruidoso y agresivo al que nos exponemos cada día, en nuestra carrera estresante por llegar a todos los sitios que nos imponemos, sin necesidad.

"El fruto del silencio es la oración. El fruto de la oración es la fe. El fruto de la fe es el amor. El fruto del amor es el servicio. El fruto del servicio es la paz". Madre Teresa de Calcuta

He desistido de controlar mi vida, mis asuntos, mi futuro, porque lejos de lo que había creído durante muchos años, yo no puedo controlar nada; sólo puedo ser una espectadora del mundo y de mi propia vida. Todo lo que tenga que ser, será, pues *"ningún viento puede extraviar mi barca ni cambiar el curso de mi destino"*. Todo lo que tengo que hacer es estar dispuesta a decirle "Si" a la vida, a no resistirme, y todo llegará en el momento justo.

Paracelso lo recogió y expresó muy bien en la quinta de sus siete reglas: *"Debes recogerte todos los días en donde nadie pueda turbarte, siquiera por media hora, sentarte lo más cómodamente posible con los ojos medio entornados y no pensar en nada. Esto fortifica enérgicamente el cerebro y el Espíritu y te pondrá en contacto con las buenas influencias. En este estado de recogimiento y silencio, suelen ocurrírsenos a veces luminosas ideas, susceptibles de cambiar toda una existencia. Con el tiempo todos los problemas que se presentan serán resueltos victoriosamente por una voz interior que te guiara en tales instantes de silencio, a solas con tu conciencia. Ese es el daimon de que habla Sócrates".*

Uno de los efectos de este mal bienhechor es que he perdido la memoria. Hace tiempo, cuando ya llevaba encima la enfermedad pero yo aún no lo sabía, pues sólo percibía de vez en cuando hechos aislados a los que no encontraba relación ni daba importancia, me ocurrió una anécdota que fue el pistoletazo de salida: era tiempo de matrículas y apareció mi amiga Elena en la tienda para charlar un ratito. Entonces me preguntó si ya había matriculado a la niña en la Escuela Oficial de Idiomas y me quedé blanca, ¡Dios mío, como se me había podido olvidar algo así!.., cogí la guía de teléfonos y como poseída comencé a buscar el número de la escuela…, muy nerviosa marqué y:

-    "Buenos días, mire no sé como ha podido ocurrir pero…, dígame lo que tengo que hacer, por favor, por favor, si, si, ya me ha dicho que se ha acabado el plazo, pero por favor haga usted una excepción, no puedo permitirme que mi hija no acuda este año a la escuela, es muy importante….."
-    ¿Cómo se llama su hija..?
-    Gloria, se llama Gloria del Amo
-    Muy bien, pues Gloria del Amo está matriculada,
-    Ah, si?, no me diga…
-    Si, y también está hecho el abono por el banco, todo está correcto, no hay ningún problema señora
-    Y dígame, ¿quién ha hecho la matrícula y quién ha pagado el importe correspondiente?
-    Pues ha sido su madre, la señora Rocío Garrido, aquí tengo el resguardo firmado por ella misma,
-    Bien, pues muchas gracias y disculpe las molestias, ha sido usted muy amable".

Al principio lo llevaba muy mal. Yo que lo recordaba todo…, que asombraba a mi gente con fechas, datos, vestidos y hechos de todas las épocas de mi vida con una claridad meridiana, no podía aceptar que se me olvidaban las cosas en un principio para irse agravando paulatinamente hasta que con terror le pedí al médico que me hiciese las pruebas de alzheimer.

Ahora estoy encantada. He perdido la memoria y espero no encontrarla nunca, pues curiosamente recuerdo como me sentía en determinados momentos de mi vida pero los hechos divagan mucho, por lo que si el sentimiento es negativo decido erradicarlo al no encontrar razones suficientes que lo justifiquen. Solamente las personas que han dejado una huella positiva en mis emociones (aquellas a las que he amado, me han amado o ambas cosas) se han quedado instaladas en mi memoria; por las demás, sencillamente, he perdido el interés. Así es que si he tenido enemigos en algún momento de mi existencia, ni siquiera recuerdo sus nombres; los he olvidado, y con ellos todo tipo de agravios y rencores. El olvido es el único perdón, pues cualquier otro tipo es un acto de soberbia proveniente del ego, por el cual el individuo que se considera ofendido, en un gesto ostentosamente magnánimo, absuelve al supuesto ofensor.

Ya no puedo comprender la tan repetida frase de: "yo perdono pero no olvido", pues no puede existir perdón sin olvido. Es la única forma de liberarnos de todos aquellos por los que nos hemos sentido heridos, pues el olvido es la más elevada de las venganzas y la única que el cielo nos aplaude.

He comprendido que cuando alguien me hace un regalo, yo tengo la libertad de aceptarlo o no; y que sucede exactamente lo mismo cuando alguien me hace una ofensa o una provocación, yo puedo aceptarla o no. La consecuencia de aceptarla será que le he otorgado a esa persona el poder de dañarme, pero si no la acepto, la consecuencia será que no tendrá ningún poder sobre mí. Se trata sencillamente de no recoger el guante.

"Los hombres no se perturban por causa de las cosas, sino por la interpretación que de ellas hacen" (Epícteto). El ofensor, por lo tanto, siempre es uno mismo: te ofenden porque te ofendes.

La serenidad se consigue cuando no nos desconciertan ni los halagos ni las ofensas, pues hemos adquirido ya el suficiente amor a nosotros mismos que las opiniones de los demás no nos perturban.

CAPÍTULO 14.
La Estupidez Humana

Hubo una vez otro tiempo, en el que los cambios sociales y políticos nos hicieron aproximarnos al mundo de las ideas, a los libros de filosofía, que prohibidos o no, construían y regeneraban nuestro pensamiento. Hoy ha variado el rumbo y de las ediciones críticas, se nos ha marchado a las revistas de colorines. Si Marx viviese en nuestra época, comprobaría que la religión le ha pasado el testigo a la prensa rosa como opio del pueblo, y que los programas del corazón que invaden las cadenas de televisión, son las misas diarias, donde se comulga con las intrigas de las gentes más frikis del momento. Estamos llegando a la más absoluta estupidez. ¿Dónde se quedaron las ideas?, espero que algún día, en algún lugar, como en la fábula de Andersen, un niño grite que el rey está desnudo; que pensar es tan necesario como comer, como respirar.

Conozco a Lola desde que íbamos al extinto "San Benito", una filial del instituto "Núñez de Arce" donde un heterogéneo grupo de mujeres de la entonces *Sección Femenina*, lejos de tomar partido en los hechos que acontecían, trataban de educarnos durante la difícil década de los setenta: con sus movidas, encierros, manifestaciones y todo el hervidero social, político y cultural del que fuimos activistas. Eran mujeres fuertes nada convencionales, independientes y autosuficientes; solteras o casadas, con carreras superiores, que nos prepararon para la universidad con un más que aceptable nivel, pero sobre todo, nos inspiraron amor y respeto por el conocimiento y por la vida.

Lola llevaba muchos años aburriendo a los médicos que sin encontrarle nada demostrable, se la pasaban de oca a oca. Todas las amigas pensábamos que era una hipocondríaca, pues tenía una cara estupenda, que nada hacía pensar que se encontrase tan mal como ella decía. Yo misma he llegado a regañarle duramente en varias ocasiones diciéndole que lo único que quería era llamar la atención, tener a todo el mundo en jaque a su alrededor, pendiente de ella constantemente. Que si las pruebas médicas no daban nada, es que no había nada y punto. Que madurase y dejase de amargarle la vida a sus seres queridos con sus imaginarios males... Pues bien, Lola tenía fibromialgia, fue diagnosticada después de muchos años, mucho sufrimiento e infinidad de consultas médicas. Ironía de la vida, cuando me la diagnosticaron a mí, que afortunadamente fue en mucho menos tiempo que a ella, la llamé llorando desconsoladamente, diciéndole que sin duda era un castigo divino por haber sido tan insensible, y pidiéndole ayuda y disculpas. Lola, me dijo que Dios no castiga de esa manera y me brindó todo su apoyo.

María padecía esclerosis lateral amiotrófica, mas conocida como ELA, que es una enfermedad degenerativa, cuya causa se desconoce, de tipo neuromuscular por la cual las motoneuronas disminuyen gradualmente su funcionamiento provocando una parálisis muscular progresiva (de pronóstico mortal, pues en sus etapas avanzadas el paciente sufre parálisis total). Apenas resultan afectadas las que controlan los músculos del ojo, por lo que los enfermos conservan los movimientos oculares hasta el final. Las funciones cerebrales no relacionadas con la actividad motora, es decir, la sensibilidad y la inteligencia, se mantienen inalteradas.

Cuando la conocí su situación era ya bastante penosa, pues sólo podía mover los ojos y un par de dedos con los que accionaba el ratón para comunicarse a través de la pantalla del ordenador. Pero no fue su estado físico lo que me impresionó sino, aquello que estaba muy por encima de su cuerpo sin ningún deterioro, su sensibilidad y su inteligencia. María no podía hablar, pero sus ojos hablaban el lenguaje más amplio, transmitían un veloz conocimiento por todo. María era una mujer joven y culta que había viajado mucho, y a la que le esperaba una vida espléndida si no hubiese sido por la ELA. Su comunicación a través de la pantalla de cristal líquido no dejaba ninguna duda de su exquisita sensibilidad y su extraordinaria capacidad intelectual. Entonces recordé a otro ilustre enfermo de ELA:

Stephen Hawking, y pensé que por alguna misteriosa razón, puede que esta enfermedad la padezcan precisamente las personas más inteligentes.

María entre otras muchas cosas, fue una gran estudiosa de los ángeles y su significado a través de la historia. Su habitación estaba llena de simbología angélica, y la conversación que mantuvimos en aquella primera visita también. Entonces comprendí el motivo de que María apareciese en mi mundo. Un ángel llamado Cristina me había llevado hasta ella sin saberlo, para que yo desterrase la queja de mi vida, para que tomase conciencia de la insignificancia de mis males; pero sobre todo para que no dudase ni un momento de mi propia experiencia angélica.

Durante las últimas fiestas del pueblo (en septiembre), Emilio y yo coincidimos en una terraza con Alejandro y Maricarmen. A ella le acababan de operar de un cáncer y casi toda la conversación derivó entre su enfermedad y la mía. Yo intentaba consolarla diciéndole que ya se lo habían quitado, que si no se encontraba bien era sólo a causa del proceso normal del postoperatorio. Que el cáncer era una lucha a muerte: si te podía él acababa contigo, pero si eras tú quien le podía, acabarías con él para siempre. Y que eso era lo que había ocurrido, pues ya se lo habían extirpado. Que en cambio yo luchaba contra una bestia que ni muere ni mata.

Creo que cometí la torpeza de desear estar en su lugar y manifestarlo. Le dije algo así como que lo suyo era más llevadero, que iría a mejor, que poco a poco se iría recuperando, que sólo era cuestión de un poco de tiempo, lo que durase el postoperatorio. ¡Dios sabe que mi intención era buena!, pero mi estupidez infinita.

A Maricarmen se le complicó, y antes de Navidad ya había muerto. Su hijo Saúl y mi sobrina Susana tenían la fecha de boda concertada para la primavera, pero ella no pudo asistir físicamente. Sí estuvo con ellos, con todos nosotros el día de su boda, pues así lo percibimos todos.

Albert Einstein, uno de los más grandes genios de la historia, premio Nóbel, que llegó a saber tanto de física cómo de género humano, lo dejó escrito: *"sólo hay dos cosas infinitas: el universo y la estupidez humana, y de la primera no estoy seguro"*.

CAPÍTULO 15.
El Perdón

PROBABLEMENTE NO SERÍAMOS tan estúpidos si cuando éramos niños, jóvenes o adultos, se nos hubiese permitido recibir nuestra propia visita con algunos años y experiencias más ¿Qué nos gustaría decirle hoy a aquella personita, si fuese posible viajar a través del tiempo y el espacio para reencontrarnos con el niño o la niña que fuimos? ¿De qué manera escucharía el adolescente al anciano que algún día él mismo será? ¿Qué le diría el adulto que hoy somos a ese mismo anciano, si una noche nos visitase en sueños?

He aprendido a amar a la niña que fui, a cogerla en mis brazos y darle todo mi amor. A ser para ella la madre perfecta. Eso me ha curado de todas mis heridas internas. Cada noche, cuando el mundo está en calma, la mujer que ahora soy se reencuentra con la niña que fue y la abraza con ternura. Después habla con la adolescente inquieta y ávida por conocerlo todo; mantiene con ella todas las conversaciones que hubiera necesitado tener con un adulto maduro que la quisiera incondicionalmente. Más tarde con la joven deseosa de comerse el mundo, pero temerosa de encontrárselo de frente. Con la del corazón roto en mil pedazos por el desamor, con la que rompía corazones sin reparar en el daño; con la engañada y la desengañada. Con la joven confusa y atormentada que fue en otro tiempo, con la deprimida, con la enamorada... Con la joven madre que creyó haber caído en la trampa de que sus bebés no le permitirían tomar el camino que necesitaba…, con todas y cada una de ellas para hacerles saber que todo aquello era pasajero; para decirles que no se equivocaban en lo esencial, y que no es malo equivocarse mientras se está aprendiendo. Que si se equivocaron alguna vez, sólo sirvió para convertirme en la mujer que ahora soy. Para consolarlas, para impulsarlas a seguir adelante, para que no se rindiesen nunca. Para agradecerles la mujer en la que me han convertido, pero sobre todo para perdonarlas y para darles mi aprobación.

He aprendido también a amar y perdonar a todas aquellas personas que antes pensaba que me habían perjudicado. Pues he comprendido que sé muy poco de ellas, de cómo fue su infancia, de sus frustraciones o sus fracasos, de la dureza a la que la tuvieron que enfrentarse en sus vidas, de su adaptación a los cambios. Me doy cuenta de que lo que decimos tiene más poder de lo que creemos, pues las palabras dichas en un momento de ira o frustración pueden seguir haciendo daño durante toda la vida *"La mayor conquista en el carácter de una guerrero es su propio temple"* (proverbio japonés). Que las pasiones negativas como el odio, el rencor o el resentimiento son las armas más peligrosas, y que al alimentar ese tipo de sentimientos es a nosotros mismos a quienes hacemos daño. Que disculpar desde la razón puede hacerlo cualquiera, pues no es más que un ejercicio de urbanidad y buena educación. Que lo difícil es perdonar con el corazón, y que eso sólo podemos hacerlo a través del amor.

¿Qué sabemos cada uno de nosotros de cómo fue la infancia de nuestros padres, por ejemplo?, ¿Qué derecho tenemos a juzgarles por lo que pensamos que deberían haber hecho o dejado de hacer con nosotros?, ¿A guardarles rencor por no haber sido como a nosotros nos hubiese gustado que fuesen?

La mejor posibilidad de futuro depende de la asimilación positiva del pasado. No podemos vivir plenamente el presente, ni continuar con alegría hacia el futuro, hasta que no superemos los errores del pasado, hasta que no nos sanemos las heridas y olvidemos todo lo que le haga daño a nuestro corazón. La única forma de ser felices consiste en liberar nuestra mente del odio y de las preocupaciones.

Perdonar significa que abandonamos voluntariamente las lágrimas, la ira y el resentimiento que nos produjeron las heridas pasadas, para vivir plenamente el aquí y el ahora. Con ello ganamos sabiduría y respeto por nosotros mismos, por dejar marchar el pasado y perdonar a aquellos por los que nos hemos sentido heridos.

Sólo perdonando nos liberaremos de la creencia de que somos víctimas. El perdón no significa que indultemos el mal comportamiento y tampoco significa que tenga que gustarnos necesariamente la persona que nos maltrató, sólo significa que renunciamos a nuestro resentimiento.

La ira y el resentimiento corroen nuestras entrañas y son la materia prima de la que se forman las enfermedades. Perpetramos un abuso y una injusticia sobre nosotros mismos, llevando en nuestro corazón sentimientos negativos que se somatizarán y acabarán provocándonos problemas de salud indeseables.

Cuando perdonamos estamos diciéndole al universo que ya no deseamos ser víctimas del maltrato, la traición, o cualquier negatividad que le ponga freno a nuestro crecimiento espiritual. El perdón nos libera y nos ayuda a crecer feliz y saludablemente.

La vida pasa muy deprisa para perderla en rencores y estúpidas discusiones. Aquellos a los que no amamos carecen de poder para herirnos, luego no debemos guardarles ningún tipo de resentimiento, y si les tratamos amablemente, incluso con amor, les dejaremos sin argumentos de lucha. Sólo podemos ser felices entregándonos a los que amamos sin pretender cambiarlos, aceptándolos tal y como son.

Alimentar sentimientos negativos hacia los demás o urdir una venganza, es el resultado de un alma débil y primaria. Perdonar es la actitud de un alma fuerte y evolucionada; la condición más elevada de la que es capaz un ser humano.

"El secreto de la salud mental y corporal está en no lamentarse por el pasado, no preocuparse por el futuro, ni adelantarse a los problemas, sino vivir sabia y seriamente el ahora" Buda.

He decidido deshacerme de esa mochila de resentimiento que llevaba cargada sobre mi espalda. Dejar de culpar a los demás y a mi pasado por todo lo que no me gusta de mi vida. Curar las heridas en vez de ser esclava de ellas.

El tiempo no cura las heridas, a veces, si no las tratamos con el desinfectante adecuado y dejamos que cicatricen bien, puede incluso que el tiempo consiga que se engangrenen. El único desinfectante que siempre funciona, y por tanto que cura todas las heridas, es el amor. Sólo la luz disuelve en un instante la oscuridad, de la misma forma que sólo el amor elimina cualquier sentimiento negativo.

Cuando miramos directamente a nuestros miedos, estos se disuelven a la luz de la conciencia. Sólo el amor es capaz de crear armonía. Sólo poniendo amor allí donde hay odio, conseguiremos cambiar instantáneamente cualquier energía negativa que encontremos en nuestro camino. Sólo el amor transmuta los sentimientos negativos en positivos. Sólo el amor desarma al oponente, pues lo deja sin argumentos.

San Francisco de Asís lo expresó muy bien en la oración más hermosa jamás escrita:

"Señor, haz de mi un instrumento de Tu Paz. Para que donde haya odio, lleve yo el Amor. Donde haya ofensa, que lleve yo el Perdón. Donde haya discordia, que lleve yo la Unión. Donde haya duda, que lleve yo la Fe. Donde haya error, que lleve yo la Verdad. Donde haya desesperación, que lleve yo la Alegría. Donde haya tinieblas, que lleve yo la Luz.

Oh, Maestro, haz que yo no busque tanto ser consolado, sino consolar; ser comprendido, sino comprender; ser amado, sino amar. Porque es Dando, que se recibe; Perdonando, que se es perdonado; Muriendo, que se resucita a la Vida Eterna".

CAPÍTULO 16.
Estamos de paso

D URANTE EL ÚLTIMO verano habíamos hecho un viaje al caribe en el que había ido cargada de lecturas ligeras y mi único objetivo era tirarme al sol y descansar. El turismo de sol y playa no es precisamente mi idea sobre las vacaciones ideales, puesto que a mí lo que siempre me ha atraído son los centros neurálgicos. Las grandes ciudades que han visto expandida su cultura y en algún momento de la historia han sido consideradas como la capital del mundo. Patear, conocer sus calles, su arquitectura, sus rincones impregnados de leyendas, sus museos, sus tiendas más características y sobre todo su gastronomía, que para Emilio es la más excelsa manifestación de la cultura de los pueblos. Cuando planeo las vacaciones (que según mi experiencia y la de mis amigas, debe ser cosa de mujeres) lo primero que él pregunta es: *¿allí qué se come?* Pues bien, aquel verano no tenía energía para patear nada y lo único que me pedía el cuerpo era descansar bajo los efectos del gran hacedor de energía calorífica que tanto bien les hace a mis doloridos huesos y contracturados músculos. Nada más descender del avión recibimos una bofetada de calor impregnada de humedad al máximo exponente, que nos invitaba a volver a subir de regreso a casa. Pero enseguida un ejército de nativos se abalanzó servilmente sobre nuestras maletas para trasladarlas al autobús que nos conduciría hasta nuestra nueva residencia en el país.

El hotel era indecentemente lujoso en contraposición a las miserables condiciones de vida que había podido contemplar sólo a través de la ventanilla del autobús (chabolas que no se sujetaban, decenas de niños correteando sin zapatos alrededor, trozos de carne colgados a la intemperie, niñas en pubertad insinuándose en las gasolineras…). Nada más llegar nos colocaron una pulserita verde de "todo incluido" y a partir de ese momento comencé a vivir una esperpéntica experiencia donde me retiraban la bebida a medias y me servían otra con un: *"ya estará caliente, señorita"*, en un derroche desmedido. Poco después me enteré de que los hoteles eran todos de españoles y los nativos sólo suponían la mano de obra barata y sometida en su propia tierra. Seguimos siendo descendientes de Hernán Cortés y de Pizarro y aún así esas gentes maravillosas nos siguen tratando con una dulzura inusual (debe ser el clima).

Mientras la mayoría de los turistas aprendían a bailar el merengue y la batuka, yo me tumbaba en una camilla de masaje donde una dominicana encantadora me arreglaba el cuerpo y el alma todas las mañanas, para posteriormente acudir a sesiones de yoga en la playa. La experiencia no fue precisamente positiva, puesto que la humedad era tanta que los dolores lejos de aminorarse se crecían, mi cabeza se embotaba y no era capaz de concentrarme ni siquiera en las explicaciones que nos daban las agencias con la intención de vendernos excursiones a lugares emblemáticos.

La noche era un espectáculo de sonidos y trajes de colores en una inagotable fiesta ebria de ron, pero cuando volvíamos a la habitación yo era incapaz de pegar el ojo, mi estado físico se hacía más patente en el silencio. El calor era sofocante, con el agravante de que el aire acondicionado era mortal de necesidad para mí. Gracias a eso descubrí los bellísimos amaneceres caribeños cargados de luz, la misma intensidad que puede haber en España al mediodía pero con colores totalmente nuevos y diferentes a los que mi retina tenía almacenados.

Era veinticinco de julio, la fiesta nacional de Santiago Apóstol (patrón de España), y acabábamos de regresar de aquel viaje. Sólo había tenido el tiempo suficiente para deshacer las maletas y poner lavadoras. Emilio acababa de hablar con su hermano Manolo por teléfono, y creo que entre otras muchas cosas, le había contado nuestras últimas experiencias al otro lado del Atlántico; siempre habían estado muy unidos. Manolo manifestaba urgencia por acabar la conversación, pues tenía algo que hacer.

Yo estaba planchando la ropa que habíamos traído y también la de mi hijo Adrián, que había vuelto de uno de sus viajes por todo lo largo y ancho de este mundo (como el Capitán Tan). Pensando en el montón de ropa que se incrementaría cuando Gloria regresase del campamento Scout. Había colocado los trastos de planchar en la cocina y estaba hablando con Emilio cuando sonó mi teléfono móvil.

Era Natalia, una joven sobrina de Emilio que durante los últimos meses había venido a verme a la tienda muy a menudo, me contaba todas sus cosas, me hacía todo tipo de confidencias y nos manifestábamos un cariño mutuo. Al coger el teléfono, me di cuenta de que estaba muy alterada, casi histérica, y me costaba comprender lo que quería decirme. Tuve el presentimiento de que se trataba de algo grave, y que tenía que ver con su familia, así es que me fui a otra habitación para que Emilio no lo percibiese. Entrecortada, y teniendo que hacerle muchas preguntas, Natalia, me fue relatando torpemente, que acababan de encontrar a Manolo debajo de la cosechadora con la que estaba trabajando.

Manolo era agricultor y en esa época de año (plena cosecha) ni siquiera se respetaban como días no laborables las fiestas de guardar. Por lo visto el terreno en el que laboraba era muy pedregoso y se bajó de la cosechadora para apartar una piedra que le impedía continuar, cuando el peine de la máquina que pesaba más de 3.000 kilos se le cayó encima.

Manolo y Emilio eran prácticamente iguales: altísimos, guapísimos, y con un halo de encanto que atraía como un imán al sexo opuesto. Cuando todos éramos mucho más jóvenes, ni siquiera yo (que era su mujer), era capaz de diferenciarlos de lejos. Me era necesario estar a pocos metros para saber quién era uno y quién era el otro. Sólo los años y los diferentes estilos de vida, fueron dejando en ellos huellas externas que los hacían distinguirse, pero en su interior, continuaban compartiendo el mismo alma sublime y generosa que heredaron de su padre.

Aquel fue uno de los momentos más duros en nuestras vidas, sobre todo para Emilio, a quien no me quedó más remedio que darle de la noticia personalmente. En un principio intenté suavizarlo, diciéndole que su hermano había tenido un accidente y que realmente no sabíamos cómo estaba, pero los teléfonos comenzaron a sonar con informaciones imprecisas de los demás hermanos que vivían fuera y tuve que aclararle cual era realmente la situación.

Podemos aceptar la muerte de nuestros padres o contemporáneos, que nos preceden en generación, como algo natural. Pero que la vida de su hermano, un hombre joven, lleno de energía, con el que hacía unos minutos había hablado por teléfono, fuera segada en un instante de la forma más absurda y menos esperada, Emilio no podía aceptarlo. En el viaje hacia el pueblo no dijo ni una palabra y su mirada estaba perdida en el infinito de la impotencia más dolorosa.

Manolo dejaba viuda y dos hijos. El más pequeño acababa de hacer la primera comunión hacía un mes, acontecimiento en el que, alegremente, se había conseguido reunir al inmenso número de toda la familia. Era un niño criado en un pequeño pueblo de tierra de campos, prácticamente despoblado, por el que sólo un par de valientes como Manolo, habían apostado quedándose a vivir del noble oficio de la agricultura. No había más niños de su edad, por lo que siempre iba con su padre a todas partes. Manolo era mucho más que su padre. Era su amigo, su compañero, su guía, su faro y su luz. Aquella tarde y de la forma más trágica, aquel niño, vio como se acababa todo su mundo. Y sólo tenía nueve años.

Los hechos que sucedieron aquella tarde fueron dantescos, casi surrealistas. Mantuvieron a Manolo debajo de aquella enorme máquina durante muchas horas a la espera de que apareciese el juez que levantase atestado, (algo sumamente difícil en un día de fiesta y periodo de vacaciones). El pueblo había hecho un muro de protección emocional y no permitía que su mujer y sus hijos se acercasen al lugar de los hechos. La noticia se expandió como la pólvora en pocos minutos, pues Manolo era un hombre muy querido, y además tenía un cargo relevante en el Ayuntamiento, por lo que todo el mundo lo conocía. El pueblo entero y todos los colindantes, permanecieron conmocionados durante mucho tiempo, y las fiestas, para las que apenas faltaba una semana, fueron suspendidas en su memoria.

Su mujer no tenía consuelo, la impotencia y el dolor la bloqueaban y no podía articular palabra. Intenté explicarle que las relaciones de amor no terminan con la muerte. En realidad, nada puede con el amor, ni la enfermedad, ni el odio, ni la muerte. El amor es la energía que todo lo transmuta. No se puede luchar en contra del amor, pues el amor puede más que las armas, que cualquier arma. Que nuestro cuerpo es sólo el envase que contiene el alma, y que los seres que se aman se buscan en próximas vidas, físicamente o no, a veces como ángeles guardianes durante toda una existencia. Ella apenas quería escucharme, pero diciéndole estas cosas, comprendí la razón por la que había caído en mis manos el último libro del famoso catedrático de psiquiatría Brian Weiss, que hace suya la vieja máxima oriental o Ley del Dharma: *"No somos seres humanos con experiencias espirituales, somos seres espirituales con experiencias humanas".* Era porque yo iba a necesitar hacer uso de su sabiduría, en mi intento por aplacar el dolor de esta mujer. Y siempre viene a nosotros aquello que necesitamos saber; lo queramos o no, lo creamos o no. Por eso debemos mantener nuestros sentidos, los físicos y los metafísicos, siempre dispuestos para recibir las informaciones del universo, y nuestra conciencia abierta, en estado óptimo para asimilarlas.

"Todos estamos de visita en este momento y lugar. Sólo estamos de paso. Hemos venido a observar, aprender, crecer, amar y volver a casa" Dicho aborigen australiano.

Los trámites y burocracias siguientes fueron especialmente duros. A la mañana siguiente, Emilio junto con otros dos hermanos, tuvo que ir al depósito de cadáveres y reconocer el cuerpo de Manolo. Aquella misma tarde lo enterramos en un acto absolutamente multitudinario. Creo que las calles del pueblo no habían albergado jamás a tantas gentes, ni siquiera en sus mejores días de gloria. Aún así, el silencio y la reverencia eran de tal magnitud, que podía oírse el vuelo de una mosca. Emilio lo superará, supongo, con mucho tiempo, pero no lo asimilará nunca.

Jon Lennon lo expresó muy bien cuando dijo: *"la vida es lo que nos sucede mientras nos empeñamos en hacer otros planes".* Hacemos planes y concebimos nuestro futuro como algo real, olvidándonos de que en cualquier momento podemos perder el empleo, sufrir una enfermedad o un accidente, la muerte de un ser querido que parecía ser el pilar de nuestra existencia, y muchas otras cosas más que pueden alterar ese futuro en un abrir y cerrar de ojos.

La vida puede darnos un giro de ciento ochenta grados en un instante, sin que podamos hacer nada para impedirlo. Y sólo cuando ocurre, es cuando tomamos conciencia del poco valor que tiene la riqueza material que hemos acumulado, *"ni con millones de monedas de oro se puede recobrar un solo instante de la vida, ¿qué mayor pérdida, entonces, que la del tiempo gastado infructuosamente?"* Chanakya Pandita (275 a.C. India).

La riqueza no se mide por el dinero que tenemos, sino por aquello que somos y poseemos, y que nunca cambiaríamos por dinero. Es mucho más importante ser que tener, pues lo que tenemos (incluso la vida), podemos perderlo en cualquier momento, pero nunca perderemos lo que somos. Lo más importante en nuestras vidas no es ganar dinero, ni ascender en la escala social, ni recibir honores que engorden nuestro ego. Lo más importante es la pasión y el tiempo que dedicamos a cultivar las relaciones con los demás; lo más importante consiste en apreciar las pequeñas cosas de la vida, porque cualquier día, mirando hacia atrás, descubriremos que eran cosas grandes.

CAPÍTULO 17.
La Ciencia

L A CIENCIA NO sabe qué es la muerte; tampoco sabe qué es la vida, sólo sabe como funciona. Severo Ochoa, nuestro eminente premio Nóbel de biología, murió diciendo que somos incapaces de desentrañar el misterio de la fuerza invisible que da origen a la vida. Ni siquiera Thomas Alva Edison, supo nunca qué era la electricidad, sólo supo poner esa energía al servicio del mundo, consiguiendo que éste se iluminase, porque la electricidad ya estaba, desde siempre, en todas partes.

Existen diferencias en la concepción de la muerte entre las culturas tecnológicas y las agrícolas-recolectoras, pero mentalmente somos todos iguales, la cultura sólo refleja el comportamiento, no lo causa. La civilización occidental genera un modelo bajo la cultura del materialismo científico que dice que todo lo que no se puede demostrar no existe; pero muchos seres humanos, entre ellos los genios, tienen contacto con otros mundos (que están en este), que aún no han sido demostrados o que son indemostrables a nuestro limitado entender (¡qué más da!), lo cierto es que esos mundos aparecen en el nuestro cuando ellos quieren o existe una ley que lo permite y nos conmueven, nos asustan o nos emocionan.

Hay otros mundos, pero están en este. Lo normal es que nuestros sentidos físicos no perciban esos mundos, pero nuestros sentidos metafísicos (intuición, telepatía, percepción extrasensorial, clarividencia…) sí son capaces de percibirlos. El conocimiento alcanzado por la percepción es de un orden mucho más elevado que el razonamiento intelectual. A veces tenemos revelaciones, y nos viene una idea que nos parece imposible que sea nuestra. Efectivamente no lo es. La mayoría de las ideas no son nuestras, están ahí en el "mundo de las ideas" que decía Platón. Los pensamientos y las ideas se transmiten a través de ondas electromagnéticas y nuestra mente que es una especie de aparato de radio emisor-receptor, las recoge o no, dependiendo de la sintonía a la que estemos conectados. ¿Y porqué no pensamos todos las mismas cosas?, pues sencillamente porque no estamos en la misma sintonía. Hay personas que conectan con un tipo de pensamiento y otras con otro. Todo depende de la frecuencia a la que tengamos conectada nuestra mente, que es el aparato de radio.

Existen personas con las que pasadas las primeras frases de cortesía, apenas tenemos nada de que hablar. Con otras en cambio, la conversación fluye rica y el tiempo se nos hace corto, pues tenemos tanto de qué hablar…, aunque apenas las conozcamos. Eso significa que sintonizamos la misma frecuencia.

El progreso de la ciencia no es una acumulación de conocimientos, sino un cambio de paradigmas. El conocimiento alcanzado por la percepción es de un orden mucho más elevado que el razonamiento intelectual y la inteligencia de un ser humano no se mide por sus respuestas, sino por la calidad de sus preguntas. Conocer al igual que crear es hacer nexos entre los conocimientos y según los últimos avances en física cuántica, seguramente la ciencia del siglo XXI irá más allá de la materia. *"La imaginación es mucho más importante que el conocimiento"* Albert Einstein

La muerte es tan natural como la vida, no lo admitimos así porque ninguno de nosotros nos sentimos parte. Si supiésemos que este va a ser nuestro último día, ¿qué haríamos?, ¿a qué dedicaríamos nuestras últimas horas?..., o extrapolándolo a nuestros seres queridos ¿cómo nos comportaríamos con nuestra pareja, con nuestro hijo, con nuestra madre, con un amigo/a, etc…si supiéramos que hoy va a ser el último día de su vida y el/ella no lo supiese?, seguro que nuestra actitud hacia ellos cambiaría considerablemente. ¿Por qué tendría que darse esa hipotética circunstancia para un cambio tan drástico en nuestra actitud? ¿Porqué no comportarnos siempre de esa manera con los demás?, porque realmente no nos está permitido saberlo, pero cualquier noche puede ser la última que durmamos con nuestra pareja; cualquier conversación puede ser la última que tengamos con nuestra madre, o con nuestro hijo, cualquier saludo puede ser el último con un vecino. ¿Por qué no vivir cada experiencia como si fuese la última?, pues alguna vez así será y sin ninguna duda nuestra existencia sería mucho más rica y nuestras relaciones más satisfactorias. Nos evitaríamos la experiencia tan repetida, delante de una tumba, diciendo cosas que ya no sirven de nada.

¿Cuándo vamos a demostrar nuestro amor a nuestros seres queridos? ¿Cuándo nos queden tan solo unos minutos de vida? ¿Cuándo a ellos les queden unos minutos de vida? El amor que no demostremos en este momento, se perderá para siempre.

Albert Einstein, un ser tan entrañable como inteligente dejó escrito entre otras muchas cosas interesantes: *"Existen dos formas de vivir una vida: la primera es pensar que nada es un milagro, la segunda es pensar que todo es un milagro"*. Después de "aquella noche" yo he adoptado la segunda, ahora sé que un cuerpo es capaz de curarse a sí mismo a través de la fuerza invisible que envuelve el universo y está presente en todos y cada uno de los seres vivos; la misma fuerza que hace posible que los planetas giren y las flores broten; esa maravillosa energía que todo lo abarca y la ciencia aún no ha podido cuantificar. En este momento, mi corazón lleva sangre a todas las células de mi cuerpo y mis pulmones proporcionan oxígeno a cada una de esas células. En este momento, algo que nadie puede comprender (ni los premios Nóbel de Biología, ni los doctores en Teología, ni el Papa, ni el Dalai-Lama, ni ningún otro ser humano), me mantiene viva. ¡Estoy viva!

Ahora abordo de manera diferente las grandes preguntas, las que siempre he llevado conmigo desde que soy consciente, aquellas que hacen referencia a la espiritualidad, la conciencia, el amor y la responsabilidad.

No todo se acaba con aquello que podemos demostrar en un momento determinado, pues antes de Copérnico, la humanidad estaba convencida de que el sol daba vueltas alrededor de la tierra.

"Es posible que todo pueda ser descrito científicamente, pero no tendría sentido, es como si describieran una sinfonía de Beethoven como una variación en las presiones de onda. ¿Cómo describirían la sensación de un beso o el te quiero de un niño?" Albert Einstein.

Los médicos dicen que algo es crónico, cuando ellos no saben como solucionar el problema. La medicina es una ayuda inestimable en la curación de un cuerpo. Pero la sanación nunca es de la medicina sino del propio cuerpo, que responde a los principios de la vida. Los médicos sólo juegan con este principio, aportando todos los conocimientos que la ciencia les ha otorgado. Pero realmente no saben cual es la fuente y el porqué de la vida; sólo saben cómo funciona. La curación y regeneración de un cuerpo se debe a esa fuerza inexplicable y maravillosa que nadie hasta ahora ha podido definir. He comprendido que "incurable" significa "curable desde dentro".

Ahora sé que mi mente moldea la masa formada por la arcilla de mi cuerpo cuando se mezcla con el agua de mi espíritu.

Ahora sé que un cuerpo se regenera constantemente, que a los veinte años nada tiene que ver con el que era cuando tenía cinco, y todas sus células habrán cambiado cuando tenga cincuenta. Que somos las únicas criaturas en este planeta capaces de transformar nuestra biología mediante nuestros pensamientos y nuestros sentimientos. Que una depresión deja profundamente disminuido nuestro sistema inmunológico; que por el contrario la relajación y la meditación lo fortifican constantemente. Que un cuerpo humano es mucho más complejo que cualquier otra materia del universo. Que se rige por leyes mucho más poderosas que la física y la química, que un cuerpo humano es además el resultado de mente y espíritu. Que la enfermedad no puede instalarse en un ser humano feliz. Que la alegría es una garantía de salud, pues libera endorfinas y prolonga la vida. Que las células de nuestro cuerpo procesan constantemente todas las experiencias, metabolizándolas en forma de salud o enfermedad, según lo que pensemos de ellas. Que los recuerdos angustiosos o tristes, hacen que nuestro cerebro produzca cortisol (hormona corrosiva que acelera el envejecimiento), y las mismas sustancias biológicas destructivas que el estrés. Que el cuerpo enferma cuando la interpretación de nuestra existencia es negativa. Que la mente moldea el cuerpo y que podemos y debemos utilizar nuestra conciencia para crear constantemente el cuerpo que necesitamos. Que la imaginación es creadora, que la fe es la fuerza que contacta con el Poder Infinito que es tan poderoso, tan superior a la mente, que existe en una dimensión distinta, y que la mente es incapaz de percibir su existencia.

El Poder Infinito es ilimitado. Esa fuerza está dentro de todos nosotros, por lo tanto todos y cada uno de nosotros también somos ilimitados. Sean cuales sean nuestras circunstancias personales, podemos invocar al Poder Infinito en cualquier momento porque es nuestro verdadero YO. Todo lo que creamos para nosotros, sin alterar el orden natural del universo, sin causar daño a nadie, con la comprensión de los aspectos metafísicos místicos de la Ley Universal es nuestro, puesto que nosotros lo creamos, nosotros lo merecemos.

Los milagros no son patrimonio de unos cuantos iluminados, ni de una determinada época histórica. Los milagros se dan todos los días, en todas las culturas, en todas las partes del mundo, porque Dios está en todos los sitios. Todos nosotros somos conscientes, testigos o experimentadores de milagros. En muchas ocasiones la comunidad médica no se explica ciertas curaciones imposibles según la ciencia. Pero ocurren, son hechos evidentes, y cualquier médico podrá corroborarlo. Los milagros no son regalos de Dios, son parte de lo que yo soy, de lo que tú eres, de lo que somos todos, que es Dios.

Mi tío José tenía un cáncer muy extendido. Los médicos lo abrieron y lo cerraron sin más, pues según ellos no había nada que hacer. Yo le llevé un libro al hospital que se llamaba *"Como suprimir las preocupaciones y disfrutar de la vida"* de Dale Carnegie. Lo mandaron a casa a morir dignamente. Esto ocurrió hace más de veinte años, a mi tía Teresa le han dado el pésame varias veces por la calle desde entonces. Pero mi tío sigue vivo y ha enterrado a muchos de sus contemporáneos que disfrutaban de buena salud (entre ellos a mi padre). Los médicos nunca se explicaron su curación. Quiero pensar que aquel libro le ayudó, pero aún así, su caso es uno de los muchos milagros que se dan todos los días, en todas las partes del mundo, de los que todos y cada uno de nosotros hemos sido testigos alguna vez.

Un santo llamado Patanjali, quien vivió en la India 500 años antes de Cristo, dejó dicho que todos los humanos podemos alcanzar un estado de conciencia que nos permite obrar milagros, puesto que somos seres transcendentes. Su consejo es que no tengamos miedo de superar las limitaciones que nos impone el mundo material. Patanjali ofreció cientos de indicaciones específicas y prácticas para alcanzar la unión con Dios, a la que él llamaba Yoga. Las ideas que dejó escritas hace miles de años son atemporales y por lo tanto de gran valor en nuestros días. Las enseñanzas de Patanjali son una receta para llegar a la unión con el Todo. Estas ideas no forman parte de ninguna iglesia o religión. Aún en el siglo XXI, existen muchas personas que identifican a Dios con las enseñanzas religiosas y Dios no es patrimonio de ninguna religión.

Poseemos algo de un valor incalculable, un poder al que podemos recurrir para encontrar soluciones espirituales. No es necesario consultar a ningún experto en Teología para encontrar respuestas; todo lo que tenemos que hacer es tomar conciencia de que esas soluciones espirituales están ahí, a nuestro alcance.

"Alguien me dijo en cierta ocasión que ni por un millón de dólares se atrevería a tocar a un leproso. Yo le contesté que tampoco lo haría. Si fuese por dinero, ni siquiera lo haría por dos millones de dólares. Sin embargo, lo hago gratuitamente, de buena gana, por amor". (Madre Teresa de Calcuta). Ella vivió entre leprosos y nunca se contagió; la enfermedad no tenía sitio, no encontraba lugar, no podía establecerse en un ser tan lleno de amor.

Sólo hace unos pocos años que hemos traspasado la barrera del siglo XXI y lejos de conquistar otros mundos, es ahora cuando comenzamos a conocer el nuestro. Atrás quedaron la era de los metales, la del ferrocarril, y tantos otros descubrimientos que nos han hecho avanzar a golpe de martillo a lo largo de la historia. Pero es especialmente en este momento cuando empezamos a conocernos a nosotros mismos, pues hemos llegado a la era de la información, esa dama que ejerce el cuarto poder y que nos bombardea por todos los frentes, y es que nunca antes, desde el principio de los tiempos, el ser humano había estado sometido a una sobrecarga tal como en el momento actual.

Hace apenas cincuenta años, cuando la humanidad protagonizaba un descubrimiento importante, era necesario un simposio de científicos para hacerse eco de la noticia. Hoy día, a través de los medios de comunicación, la noticia es inmediata. Las Universidades del mundo están conectadas a través de Internet (primera utilidad de la red), e incluso científicos de diferentes países colaboran en un mismo experimento. Todo es instantáneo, las noticias llegan a nuestras casas a la vez que a cualquier medio o agencia de noticias. Y es que como diría Don Hilarión: *"Hoy las ciencias adelantan que es una barbaridad"*. La Informática junto con las Telecomunicaciones, han experimentado más avances en los últimos doce meses que la Física o la Medicina durante los últimos doscientos años.

Hace unos años me negaba a aprender cómo funcionaba un vídeo casero y hoy me he perdido en no se qué generación de teléfonos móviles, que a la vez de ponerme en contacto inmediatamente con cualquier punto del planeta, están conectados a Internet y caben en la palma de mi mano. Mi hijo está en Estados Unidos haciendo un proyecto de investigación, y mantengo conversaciones diarias a través de la pantalla del ordenador, y la cámara web me permite regañarle si aún no se ha duchado.

Hace muy poco nos hubiese parecido ciencia-ficción, pero hoy vivimos en un mundo de cambios asombrosos, un mundo que da pasos de gigante en cuanto a entendimiento y conocimiento de lo mundano. Se le ha dado a la sociedad post–industrial el nombre de la era de la informática. El avance tecnológico y los nuevos medios de comunicación, especialmente Internet, ponen a nuestra disposición una enorme cantidad de información.

Los cambios forman parte de la vida, y así hay que aceptarlos; lo que de verdad me preocupa no son los cambios en sí, sino la velocidad con que se suceden en los últimos tiempos. Hace un par de siglos, para que ocurriese algo que hiciese cambiar poderosamente la vida de los individuos, tenía que darse una revolución, y por supuesto no se daban dos dentro de una misma generación. Hoy (creo que la información tiene mucho que ver), todo sucede a velocidad de vértigo; los mapas ya no son los mismos que cuando yo iba al colegio, las potencias mundiales tampoco; y como baño de humildad, sabemos por medio del descubrimiento del genoma humano, que sólo somos el doble de complicados que una mosca.

En cualquier periódico de cualquier día de principios del siglo XXI, se concentra más información de la que un hombre del siglo XIX recibía a lo largo de todo su existencia. Me pregunto a donde nos llevará tanta sobrecarga de información, y si estamos preparados para asimilarla. Me pregunto qué mundo nos espera, si con tantos avances tecnológicos y científicos, seremos capaces de erradicar el hambre del planeta. Me pregunto, si alguna vez aprenderemos de nuestros errores y podremos cambiar los mapas sin guerras. Me pregunto si la era de la información nos convertirá en seres menos mezquinos, menos egoístas, menos crueles; porque si no es así, no servirá de nada.

Pero mientras nuestras mentes quedan pasmadas ante la nueva y dorada era de la ciencia, y las empresas se apresuran en la carrera feroz por dominar los mercados que están en rápida expansión, la sociedad global languidece por falta de comprensión espiritual de la naturaleza humana. En medio de la actividad frenética, se aniquilan la armonía interna y la comprensión, bajo el peso de un sistema nervioso sobrecargado que termina por somatizar el estrés y las tensiones. La gente se encuentra atacada en todos los niveles: emocional, física y socialmente. Se han forjado toda una serie de presiones psicológicas y ambientales cuyo resultado ha sido una mayor desintegración de la personalidad que quizá nunca antes se había visto en la historia de la humanidad.

La experiencia de este estrés en un nivel masivo, ha subrayado la necesidad de un medio para lograr una cohesión interna. En la psicología, investigadores y practicantes han comenzado a comprobar la eficacia de las técnicas de expansión mental de la meditación, para reintegrar la personalidad.

CAPÍTULO 18.
La Meditación

O RAR ES HABLARLE a Dios, contactar con la energía creadora del universo. Hacerle partícipe de nuestros deseos y expresarle nuestra gratitud. Meditar es escuchar a Dios, dejar nuestro cuerpo abandonado a las tensiones y nuestra mente libre de pensamientos mundanos, para de ese modo estar receptivos a las ideas que el Orden Universal nos enviará sin duda. Meditar es algo claro y evidente para quien lo experimenta, pero tremendamente complicado de transmitir. Consiste en dejar de pensar para sentir, para fundirse en cada sensación, en cada instante con el Todo.

"Si las puertas de la percepción se limpiaran, todo se presentaría a los ojos del hombre como lo que es, infinito". William Blake

Meditar requiere voluntad y disciplina hasta convertirse en un hábito necesario cada uno de nuestros días.

Todas las impresiones sensoriales y pensamientos experimentados, se combinan para formar la identidad del ego. A través de la meditación, la mente cambia completamente el ego restrictivo y lo sustituye por la identidad de la Conciencia Universal. Se trata de pasar del ego al Yo Superior. Todos somos gotas de un mismo océano. Todos estamos conectados. Meditar significa ser consciente de esa conexión. Estar conectado significa que en cualquier momento de tu vida, puedes pedir que el amor que te rodea y te une al resto del mundo, te guíe. Entonces se materializará la persona o el acontecimiento que precises y te ofrecerá su ayuda. La individualidad se transforma en un sentimiento de unidad con todas las cosas. Este despojarse de condicionamientos de la mente es facilitado por la meditación. Al identificar la mente con la Conciencia Universal, más allá de la visión preconcebida del ego, éste se reduce poco a poco, revelando una identidad más significativa y una visión del mundo que es clara, fresca y sin prejuicios.

Está escrito en el Bhagavad Gita; el antiguo libro santo oriental: *"Nacemos en un mundo de naturaleza; nuestro segundo nacimiento es en un mundo de espíritu"*. Materia y espíritu forman un todo, es importante ver lo espiritual como una parte de lo físico y no separar estas dos dimensiones de nuestra realidad. El espíritu representa lo que no podemos validar con nuestros sentidos. El espíritu es como el viento, que podemos sentir pero no tocar. El cuerpo es la bombilla y el espíritu la electricidad. La electricidad es una energía que siempre ha existido, pero cuando fue descubierta por Thomas Alba Edison, no hicimos de ello una religión. Así mismo, la espiritualidad nada tiene que ver con lo religioso. La gente nace en una religión y se le educa para que siga las costumbres y prácticas de esa religión sin preguntar. Respeto profundamente a todos los maestros espirituales de todas las religiones (tanto de Oriente como de Occidente), y he aprendido de todos ellos, pero creo que cualquier doctrina llevada a la ortodoxia y manipulada por la religión degenera siempre, y a lo largo de la historia, la doctrina ha ido variando según los intereses de la iglesia del momento, de tal forma que las enseñanzas que han llegado a nuestros días poco tienen que ver con las del maestro.

Prefiero la definición de espiritualidad de Santa Teresa de Jesús: *"El espíritu es la vida de Dios dentro de nosotros"*. El espíritu es el sentimiento de amor, que es la sustancia que mantiene unidos todos los átomos de nuestro universo; todas las células de nuestro cuerpo.

Me he interesado por la meditación y he encontrado en ella la solución a mi vida y la curación a mis males. Mi salud ha mejorado considerablemente y mi figura ha vuelto a ser la de antes. Me digo constantemente a mi misma y a los demás, que cada día que pasa me encuentro mejor. Eso hace que mi mente lo procese y mi cuerpo lo manifieste. Me imagino todos los días plena de salud y con el peso adecuado, y eso es exactamente lo que ocurre, porque es en ello en lo que me concentro, en lo que pongo mi atención, lo que alimento a diario. Me repito constantemente a modo de mantra "estoy curada", cuando me levanto, cuando me acuesto y a lo largo del día cientos de veces.

La visualización es un instrumento mágico y poderoso que funciona siempre. Somos capaces de crear aquello en lo que creemos. Somos capaces de materializar todo lo que imaginamos. Somos Dioses. Se trata de cooperar con esa fuerza maravillosa que hace que los planetas giren y las flores broten, en vez de luchar contra ella. Se trata de confiar y no de dudar, y es profundamente eficaz para resolver cualquier tipo de problemas, incluidos los de salud. Envuelvo mi cuerpo en un manto de amor y se sana porque esa es su esencia. El Amor Divino es el más poderoso Químico del Universo y disuelve aquello que no es Él mismo. El Amor Divino disgrega y disipa todo estado discordante en mi espíritu, en mi mente, en mi cuerpo y en mis asuntos.

Debemos tener respeto por la naturaleza y este respeto debe comenzar por nosotros mismos, conocer nuestra propia esencia y respetarla. No tenemos derecho a alterarla, eso sería como esperar que un pez trotase por la pradera. Si eso llegase a ocurrir, el pez sufriría dolores insoportables y moriría en un corto espacio de tiempo. Cuando alteramos nuestra esencia nos provocamos todo tipo de dolores, enfermedades y sufrimientos, y nuestra muerte se da mucho antes de lo previsto. Las circunstancias externas cambian siempre y rápidamente, pero la esencia más íntima del ser humano permanece invariable en el tiempo. El amor y sólo el amor disuelve toda la negatividad; pero no lo hace atacándola, sino bañándola en frecuencias más elevadas, al igual que la luz disuelve la oscuridad con su sola presencia.

En el nivel de la conciencia espiritual, sabemos que estamos conectados con todos los demás seres, que no estamos solos. Albert Einstein lo expreso así: *"Cien veces todos los días me recuerdo a mí mismo que mi vida interior y exterior, depende de los trabajos de otros hombres, vivos y muertos, y que yo debo esforzarme a fin de dar en la misma medida en que he recibido".*

Pienso que todos estamos conectados y vivimos en el mismo planeta, pero estamos en diferentes niveles: existen niveles económicos, niveles intelectuales y niveles espirituales. Todos ellos son independientes entre sí. Se puede estar en un nivel intelectual bajo y espiritual muy alto, y viceversa. Se puede pertenecer a un nivel económico muy alto e intelectual y espiritual muy bajo. Todas las combinaciones son posibles. Todos hemos venido a aprender unos de otros. Todos hemos venido a dar de nosotros mismos a los demás y todos nos necesitamos. La humanidad es algo así como un banco de peces, una sola conciencia compuesta por millones de individuos que se mueven al unísono. La evolución de la humanidad depende de todos y cada uno de sus componentes. Cada pensamiento, cada sentimiento, cada hecho de uno sólo de los individuos, repercute en el todo, en la globalidad.

A través de la meditación he aprendido que lo mejor de la vida es disfrutar de la propia vida con suma atención y el corazón abierto, sin prisas, regocijándonos en todo lo que nos entra por los sentidos: el olor de la tierra mojada, del pan recién horneado, de la hierba recién cortada, de los colores de una mañana de verano o de un atardecer de otoño, de la sinfonía del canto de los pájaros o el correr del arroyo. De una canción, un ramo de flores o un abrazo afectuoso…, estas son las cosas que pueden transformar cualquier existencia en una vida feliz y reconfortante. Que debemos agradecerle a la vida todas las bendiciones que nos permiten percibir la misma vida: el formar parte un planeta sublime, el poder mimar a nuestros hijos y sentirnos grandes como Dioses, capaces de engendrar vida y dar amor; y al volver la vista a las estrellas, ante la inmensidad infinita, sentirnos pequeños, imperceptibles, sustituibles y caducos; conscientes de lo irrelevantes que son nuestros problemas y diferencias, asumiendo la gran lección de humildad que constantemente recibimos del universo. A través de la meditación he aprendido a no dejar pasar la vida sin hacer lo que quiero, decir lo que pienso, sentir lo que siento y compartir lo que tengo.

Nací en una familia arraigadamente católica, pero apenas entrada la adolescencia mi mente inquieta me llevó a replantearme todo lo que me habían enseñado o impuesto, para contrastarlo y terminar rechazándolo. Eso me llevó a ser objeto de duras críticas familiares y a ganarme más de una bofetada.

Pienso que el escepticismo es una fase de la evolución humana muy necesaria e inteligente, tanto a nivel individual como de sociedades enteras;

pero que no es la única ni la última, es sólo una fase más en el crecimiento espiritual. Despúes he ido tomando libremente ideas de todas las religiones y con el tiempo, mi evolución personal me ha llevado a ser ecléctica en cuestiones religiosas. Pienso que cualquier religión está formada por una serie de prácticas, costumbres y expectativas, siempre exteriores a la persona, que el individuo se ve obligado a cumplir, bajo la amenaza del palo del pecado o la condenación eterna, más por tradición y folklore que por propio convencimiento. A menudo y a lo largo de la historia, la religión no ha sido más que una herramienta de fácil manipulación social ("*el opio del pueblo*" según Charles Marx), y que ha sido la causa y el efecto de la mayoría de guerras y enfrentamientos entre la humanidad.

Personalmente no estoy interesada en las religiones, pero sí me interesa, y mucho, la realidad total que somos, la cual incluye tanto lo que vemos como lo que no vemos. Lo dijo Antoine de Saint Exupery en un maravilloso libro: "*lo esencial es invisible a los ojos*". Lo dijo Einstein en su célebre fórmula: *Energía = Masa x (Velocidad de la luz)*[2.] La velocidad de la luz es una constante y vale aproximadamente 300.000 km/seg. Esto significa que la cantidad de energía en el universo es $300.000^2 = 90.000.000.000$ veces la cantidad de materia que existe. En otras palabras, lo que vemos, el mundo material, es una parte infinitesimal de lo que realmente existe (*y no estoy hablando de fe, estoy hablando de ciencia*). Un principio físico nos enseña que la energía ni se crea ni se destruye, sino que se transforma; por lo tanto es impensable que comencemos a existir en el momento de la concepción y desaparezcamos en el de la muerte.

No hace mucho escuché en un programa de televisión la historia de una pareja que acababa de tener a su segundo hijo. Su hija de apenas tres años, estaba muy empeñada en que la dejasen a solas con su hermanito, y ante su insistencia, los padres accedieron. A través del walki-talki, los padres y otros familiares, pudieron comprobar como la niña se acercaba a la cuna de su hermanito y le decía: "bueno, pues ahora me lo vas a contar todo, porque a mí ya se me está olvidando".

Todos los maestros espirituales: Jesús, Buda, Quetzalcoatl (el cristo azteca), Hermes Trismegisto en Egipto, Krishina, etc... Enseñaron la misma doctrina, pero adaptada a su época, a su tiempo, con sus propios términos y símbolos. Infelizmente cuando los maestros partieron, los hombres manipulados por sus propios egos, empezaron a distorsionar la doctrina y poco a poco lo principal se perdió o fue tergiversado a merced de la historia. Lo que ha llegado a nuestros días y todo parecido con la realidad de su doctrina, probablemente sea pura coincidencia.

Cuando los científicos hablan de "energía" se refieren a las fuerzas potenciales que, inteligentemente utilizadas, pueden convertirse en productoras de trabajo: la electricidad, el vapor, el magnetismo, la energía atómica (que no es otra cosa que la liberación de la energía encerrada en la materia), los diferentes tipos de energías naturales (eólica, solar, etc.) o las encerradas en sustancias tales como los explosivos o el petróleo. Todas esas formas tienen en común que ni son biológicas ni son inteligentes; podríamos decir que son "energías brutas", y que sus efectos dependen del uso que de ellas se haga.

Sin embargo, existe una energía biológica e inteligente que se dirige a la conservación de la vida, y a la cual llamamos energía vital, también denominada "Chi" en China y "Prana" en India. Está presente en todos los seres vivos y su cometido es el de preservar la vida y conservar la salud. Un organismo bien constituido necesita un mínimo de energía para su correcto funcionamiento, de tal manera que, cuando este mínimo no se alcanza, el organismo comienza a fallar. Esto es exactamente lo que ocurre en la vejez, pero a cualquier edad se puede producir también un fallo, si la que se tiene se encuentra en gran parte bloqueada. En esa situación el cuerpo carece de fuerza para recuperar los problemas que se originan continuamente.

Cuando un cuerpo tiene su energía equilibrada, casi todos los problemas de salud se recuperan por sí solos, sin tener que recurrir a remedios externos tales como los medicamentos. Por eso se da una relación directa entre el estado de la energía vital de la persona y su nivel de salud, puesto que la primera es la responsable del cuidado y el mantenimiento en las mejores condiciones de esa máquina que es el cuerpo humano.

Otro gran cometido de la energía vital es el de servir de enlace entre el cuerpo físico y su espíritu. Esta función es de extraordinaria importancia y, que yo sepa, nunca hasta ahora ha sido explicada por nadie. Una intuición de ello la tuvo ya Hipócrates (400 a. C, isla de Cos) al insistir en la relación entre alma, cuerpo y ambiente, de cara a lograr el equilibrio que se precisa para el mantenimiento de la salud. Desgraciadamente, la medicina occidental no ha sabido entender estos puntos de vista y se ha desarrollado en una dirección totalmente opuesta a la mantenida por los principios hipocráticos. La medicina oficial de nuestra Seguridad Social se ocupa de la salud de forma indirecta, luchando contra la enfermedad. Pero hay otra forma de terapia, en muchos sentidos mucho más avanzada, que se ocupa de la salud directamente, a través del equilibrio de la energía vital. Porque, finalmente, el estado de salud del cuerpo es la consecuencia del estado de su energía. Este tipo de filosofía ha sido patrimonio de Oriente desde hace muchos siglos. En la segunda mitad del siglo XX, este conocimiento ha llegado también a Occidente, no sólo a través de las filosofías orientales (tan de moda en este momento), sino también a través del conocimiento de su medicina: la acupuntura actúa sobre la energía vital, a través de algunos de sus recorridos corporales más importantes, llamados "meridianos de energía".

Y existe la Energía Universal, a la que podríamos referirnos nombrándola con mayúsculas, que todo lo abarca y contiene y de la cual todos los seres formamos parte siendo a la vez manifestaciones suyas. Vivir conscientemente esta idea es de lo que se trata la espiritualidad, que es una experiencia vivida hacia el interior de la persona, contrariamente a la religiosidad que es un conjunto de prácticas doctrinales que se vive hacia el exterior.

Toda la vida, incluido el ser humano, es energía en diferentes estados. La energía es ilimitada y todo lo que existe en el universo irradia alguna forma de energía, ya sea mineral, vegetal, animal o humana. Un principio de la física nos dice que la energía ni se crea ni se destruye, sino que se transforma. Cuando una vida termina, su energía se transforma siempre en otra vida, esa es la ley de la naturaleza. El milagro de la vida hace posible que cada primavera nazcan flores nuevas, nunca serán las mismas flores de la primavera anterior. La vida se regenera constantemente.

CAPÍTULO 19.

El Amor

LA CANTIDAD DE energía del hombre está en proporción con la universalidad de su conciencia. Cuanto más limitadas y egoístas sean las motivaciones del hombre, estará más cerrado a la totalidad y menos fuerza o energía de la vida fluirá por él. La energía fluye en proporción a la motivación. Cuando la motivación es desinteresada y de entrega total, se produce una renovación de la energía. La medida de la grandeza y de la evolución del hombre es su capacidad de entrega a los demás, a la naturaleza, a la humanidad, a los planes del universo, en una palabra: su amor.

Mucho se ha escrito ya sobre el tema eterno y poco tengo yo que añadir, así es que me limitaré a transcribir un maravilloso texto que forma parte del más grande de los betsellers, "la Biblia":

"Aunque hablara las lenguas de los hombres y de los ángeles, si no tengo amor, no soy más que una campana de bronce que resuena o unos platillos que aturden. Aunque tuviera el don de la profecía, penetrara todos los misterios, poseyera toda la ciencia y mi fe fuera tan grande como para cambiar de sitio las montañas, si no tengo amor, no soy nada. Aunque repartiera en limosnas todos mis bienes y ofreciera mi cuerpo a las llamas, si no tengo amor, de nada me sirve.

El amor es paciente, el amor es compresivo y afable; no tiene envidia; no presume ni se envanece; no es mal educado ni egoísta; no se irrita; no lleva cuentas del mal; no se alegra de la injusticia, sino que goza con la verdad.

Disculpa sin límites, cree sin límites, espera sin límites, soporta sin límites.

El amor no pasa nunca. Tres cosas hay que permanecen: la fe, la esperanza y el amor. Pero la más grande de las tres es el amor".

"Canto al amor", de la primera carta de San Pablo a los corintios.

En un acto de osadía, me atrevo a trasladar esta bellísima epístola a los tiempos de consumo y globalización que nos ha tocado vivir en el siglo XXI, traduciéndola en algo así como:

"Aunque tuviera todo el conocimiento en varios títulos universitarios y el cargo mas poderoso e influyente. Aunque poseyera el mas grande de los patrimonios y no pudiera gastar todo mi dinero durante los años de mi vida. Aunque me machacara diariamente en el gimnasio y mi cuerpo fuese perfecto, aunque mi existencia estuviera cargada de posesiones, riquezas, viajes y ostentación; si no tengo amor no soy nada. Aunque donase todos mis bienes a ONGs e hiciese el mas grande de los sacrificios por los demás, si no tengo amor de nada me sirve."

Además de San Pablo, la historia nos ha regalado otras mentes preclaras que nos han dejado algunas de las citas más hermosas y certeras sobre el tema:

"Sin amor somos pájaros con las alas rotas". (Mitch Albom)

"La fe mueve montañas, pero el amor transforma el mundo". (Josep Puig)

"No existe un camino hacia el amor, el amor es el camino" (Juan Pablo II)

"La medida del amor es amar sin medida". (San Agustín).

"Amar es el principio, amar es la fuerza, amar es el método". (Pablo VI)

"¡Cuantas cárceles están llenas por haber faltado el amor en los hogares!. No te olvides que el criminal más feroz, un día, fue un niño puro e inocente como todos los demás... Cuida a los niños con desvelo y cariño, y prepararás un futuro feliz para la humanidad". (C. Torres Pastorino)

Lo opuesto al amor no es el odio, este es solamente la otra cara de la moneda. El odio no es más que amor en negativo, pues consigue que tengamos a la persona objeto de este sentimiento continuamente en nuestros pensamientos, y nos mantiene enganchados al ser odiado con la misma intensidad que al amado. El odio sólo le hace daño a la persona que lo siente. Si conseguimos sacudírnoslo de encima, nos liberaremos de él y perderemos el interés por la persona odiada. Lo contrario del amor no es el odio, lo contrario del amor es la indiferencia.

Nuestra existencia es un laberinto en el que nos sentimos desorientados y perdidos constantemente. Unos caminos desembocan en otros. Algunos están cerrados y nos encontramos sin salida, teniendo que volver sobre nuestros pasos. Cometemos muchos errores pasando una y otra vez por el mismo, hasta que aprendemos a salir de él. Puede llevarnos muchas vidas encontrar la salida del laberinto, pues sólo existe una que es la misma para todos y no importa el camino que elijamos para llegar a ella. La salida es siempre el Amor.

Hace poco un amigo me envió un power-point a través de internet que me conmovió, al que he añadido algunas frases mías y el cual reproduzco aquí:

La inteligencia sin amor nos hace perversos.
La cultura sin amor nos hace pedantes.
La justicia sin amor nos hace implacables.
La diplomacia sin amor nos hace hipócritas.
La oratoria sin amor nos hace aburridos.
El éxito sin amor nos hace arrogantes.
La riqueza sin amor nos hace avaros.
La docilidad sin amor nos hace serviles.
La ley sin amor nos hace reprimidos.
La pobreza sin amor nos hace orgullosos.
La belleza sin amor nos hace engreídos.
La autoridad sin amor nos hace tiranos.
El trabajo sin amor nos hace esclavos.
La oración sin amor nos hace introvertidos.
La política sin amor nos hace egoístas.

La pareja sin amor nos hace infelices.
El sexo sin amor nos vuelve vacíos.
La familia sin amor nos hace desgraciados.
La fe sin amor nos hace fanáticos.
La cruz sin amor se convierte en tortura y
La vida sin amor no tiene sentido.

CAPÍTULO 20.
La Libertad

HE INTENTADO ENCONTRAR mi propia libertad comenzando por su etimología y definición. Libertad: palabra derivada del latín libertatem: estado que define a quien no es esclavo, ni sujeto ni impedido al deseo de otros de forma coercitiva; capacidad humana que se traduce en autodeterminación. No es difícil definir la libertad; lo difícil es comprenderla, pues el concepto de libertad lleva implícito el de respeto (mi libertad termina donde empieza la suya). En otras palabras, lo que me permite decidir que hacer o no con mi vida, me hace libre, pero también responsable de mis actos para conmigo misma, el planeta en el que habito y los demás seres vivos.

En el devenir de mi existencia he ido sorteando obstáculos y tropezando continuamente. Cometiendo errores y aprendiendo de ellos; cayendo y levantándome…porque *"fallar es temporal pero rendirse es permanente"*.

Einstein dejó clara la idea de que *"los problemas que tenemos hoy, no podrán ser resueltos, si seguimos pensando y actuando de la misma manera que cuando los creamos"*. Para solucionar mi problema de salud y todo lo que de él se derivaba, he tenido que cambiar drásticamente mi forma de pensar y de actuar. Sintonizar con otra frecuencia en la longitud de onda del pensamiento universal. Esa ha sido la única forma de solucionar el problema. En mi crecimiento personal he sufrido, como cualquier ser humano, porque crecer (en todos los aspectos) es un proceso vital que duele.

Está claro que no puedo elegir todo lo que me sucede, pero sí cómo responder a ello. En la respuesta radica mi libertad esencial, la que me permite ser la directora en la representación escénica de mi vida, además de la actriz principal. *"Lo importante no es lo que la vida hace contigo, sino lo que tú haces con la vida"* (Jean Paul Sartre).

Dentro de cada ser humano ocurre una pelea entre dos animales salvajes. Uno de ellos representa la maldad, la ira, la envidia, la avaricia, la arrogancia, el resentimiento, la falsedad, el orgullo, la prepotencia y la egolatría. El otro es la imagen de la bondad, la alegría, la serenidad, la dulzura, la generosidad, la benevolencia, la empatía, la verdad, la compasión y la humildad. ¿Cuál de los dos animales ganará la pelea?, la respuesta es muy simple: "el que sea alimentado". Mi libertad consiste en elegir el animal que quiero alimentar, y al convertirle en el más fuerte matará al otro, o al menos lo dejará menguado.

Pitágoras, 500 años antes de Cristo dijo: *"El hombre que no sea dueño de sí mismo, nunca será libre"*. Para ser dueña de mí misma debo ir allá donde me lleve mi corazón y moverme hacia delante en la dirección que apuntan mis deseos. Ser dueña de mí misma significa conseguir mis deseos y no los de los demás. Estar dispuesta a poner de mi propia carne en el asador de la vida, para conseguirlos. No esperar que el mundo ni otras personas hagan el trabajo por mí. Saber que primero tengo que arar y sembrar, después esperar a que germinen las semillas y crezcan la plantas, si pretendo recoger la cosecha. Que no tengo porqué ser perfecta y que no es necesario que llegue a ningún sitio. Que sólo tengo que fluir en el río de la vida.

Para ser libre, tengo que ser consciente de cuándo termina una etapa de mi existencia. Si me empeño en permanecer en ella más tiempo del necesario, perderé no sólo el interés por aquello que estoy haciendo, sino también la ilusión y la alegría. Es necesario que continúe adelante cerrando los ciclos de mi vida. Los hechos pasan y debo decirlos hasta nunca, pues nunca volverán. Todas mis crisis no son más que el descontento que producen en mí las circunstancias que vivo, provocando la necesidad de un cambio. Que tengo que aceptar y asumir dichos cambios y aquellos otros que la vida me presenta sin esperarlos. Que todos mis cambios externos simbolizan procesos internos de superación.

Para ser libre, tengo que aprender a ganar y a perder; a vivir sólo en el presente; a soltar la añoranza de lo que me hacía feliz y el resentimiento de lo que me hacía desgraciada; a sacudirme de encima todo aquello que me impida crecer. *"La vida sólo puede ser comprendida mirando para atrás, pero para ser vivida no tiene más que una dirección: hacia delante"* (Kierkegaard).

Incluso cuando estoy haciendo algo que no me gusta, estoy eligiendo, estoy haciendo uso de mi libertad. He empezado a ver el mundo de otra forma cuando he tomado conciencia de que todo lo que tengo y todo lo que soy, es la consecuencia de mis elecciones. A partir de esta toma de conciencia, elijo soñar todo aquello que me haga ilusión, ir a donde me lleven mis inquietudes, ser la mejor posibilidad de mí misma. Porque nunca volveré a recorrer este camino y sólo tengo una oportunidad para hacer todo lo que quiero hacer con mi vida.

Soy libre cuando poseo independencia sobre los compromisos, los resultados, las opiniones y las expectativas. Soy libre cuando soy yo misma, y no la que los demás esperan que yo sea. Hacer uso de mi libertad, significa pensar lo que pienso y sentir lo que siento, y no necesariamente lo que debería pensar o sentir, o lo que otros hubieran pensado o sentido, o lo que se espera que yo piense o sienta.

Soy libre cuando salgo al mundo a buscar lo que yo creo que necesito, en lugar de vivir esperando que otros me lo den, o me concedan el permiso para conseguirlo. Soy libre cuando corro el riesgo que yo decido correr y estoy dispuesta a pagar el precio de dicho riesgo. Soy libre cuando actúo según lo que me dicta mi conciencia y decido dónde quiero estar en cada momento y con quien.

CAPÍTULO 21.
La Alegría

VIVIR EN LA concordia, con el propósito de no juzgar a los demás sin habernos calzado antes sus mocasines durante tres lunas (proverbio indio). Cambiar nuestras actitudes deprimentes, negativas y derrotistas por otras entusiastas, positivas y esperanzadoras, sería la "condition sine qua non" de un mundo para los valores humanos; de los cuales el valor de los valores o denominador común de todos ellos es, sin duda, la alegría.

El Vedanta, una de las filosofías más antiguas del mundo, nos enseña que la felicidad que se debe a una razón es sólo otra forma de desdicha porque esa razón puede sernos arrebatada en cualquier momento. Si la felicidad que siento tiene su origen en circunstancias externas estaré siempre a merced de cada situación y de cada extraño que se cruce en mi camino. Las causas externas nunca pueden generarme la auténtica alegría, pues ésta es un estado interno que determina cómo percibo y experimento el mundo.

En la forma externa hay algo perceptible en común a todas las personas que han alcanzado un nivel elevado de conciencia espiritual y es que se encuentran en un constante estado de alegría. Cuando una persona está conectada espiritualmente con la Inteligencia Infinita, no se ofende, no juzga a los demás, ni les pone etiquetas. Se halla en un estado de gracia, libre de la influencia que puede tener cualquier persona o cosa ajena a ella. Todos los maestros espirituales transmiten paz y alegría. Tienen la maravillosa capacidad de reír, de tomarse la vida con ligereza, de no dramatizar jamás, de ser infantiles y alegres.

Los animales de la tierra están contentos de ser lo que son excepto el ser humano. *"El hombre es el único animal que puede aburrirse, que puede estar descontento, que puede sentirse expulsado del Paraíso".* Erich Fromm.

La alegría es un rayo de luz interior que debemos esforzarnos en mantener encendido, iluminando nuestros actos y sirviendo de guía a todos los que se cruzan en nuestro camino. A menudo caemos en el error de luchar contra la oscuridad en una batalla agotadora e inútil, sin darnos cuenta de que todo es mucho más sencillo, pues la luz está dentro de nosotros mismos. Sólo tenemos que pulsar el interruptor y la oscuridad desaparecerá como por arte de magia ante la luz (no luchemos contra la negatividad, creemos positividad).

La alegría es el bien más preciado, mucho más importante que el dinero, que el amor, incluso que la salud; pues si no nos falta la alegría cualquier carencia de lo demás será bien llevada. La alegría tiene efecto atrayente y contagioso, lo que le convierte en el único bien que se multiplica al ser dividido; si utilizamos esta maravillosa condición desparramando en todas partes la alegría que llevamos dentro, el mundo se iluminará.

La persona alegre no es aquella que no ve las dificultades, sino la que no se asusta ante ellas y se las toma como oportunidades de superación, pues solamente ante las dificultades las personas maduran y crecen. A veces es necesaria una verdadera tormenta para hacernos comprender cuánto nos hemos preocupado por tonterías, por lluvias pasajeras y sin importancia. Ocurra lo que ocurra en nuestras vidas, no permitamos que nos falte nunca la alegría.

Para recargar las pilas sólo tenemos que abrir de par en par los sentidos y dejarnos invadir por la energía del sol, el cielo estrellado en una noche de verano, la confortable caricia de la naturaleza, sintiéndonos inundados de la paz, la fuerza, el orden y la belleza de la sinfonía de la creación en todo su esplendor. La expresión de felicidad trae consigo un sentimiento de conexión con la fuerza creadora del universo y al experimentar que formamos parte, sentimos que nada ni nadie puede impedirnos lograr todo lo que deseamos (pues entramos en un estado de gracia en el que los deseos se cumplen y la paz nos acompaña), porque es entonces cuando las fuerzas universales trabajan a nuestro favor. Este estado se conoce en la mayoría de las culturas como "tener suerte". El mundo es un gran espejo energético y por tanto si le sonreímos al mundo, él nos devolverá la sonrisa.

"Un hombre feliz es como un barco que navega con viento favorable". (Proverbio Chino)

"Estoy siempre alegre, esa es la manera de solucionar los problemas de la vida". (Charles Chaplin)

"No sonrío porque soy feliz, soy feliz porque sonrío". (Eric-Emmanuel Schmitt en su obra "El señor Ibrahim y las flores del Corán")

"Reíd, y el mundo reirá con vosotros; llorad y llorareis solos". (Etla Wheeler Wilcox)

La alegría tiene mucho que ver con el sentido del humor, que es el arma más efectiva de la inteligencia emocional. Tener sentido del humor significa ser capaz de relativizar los hechos, de no tomarse la vida demasiado en serio, de no dramatizar, de descubrir la cara cómica de cualquier situación. *"No os toméis la vida demasiado en serio, de todas maneras no saldréis vivos de ella".* Bernard de Fontanelle

"Mucho más importante que el talento, la fuerza o los conocimientos, es la capacidad de reírte de ti mismo y poder gozar mientras vas en pos de tus sueños". Amy Grant

Estar de buen humor fortalece el sistema inmunológico, puesto que la risa ahuyenta las enfermedades y prolonga la vida mientras que la tristeza y la depresión atraen los virus, creando enfermedades. Los científicos han demostrado el vínculo estrecho entre el estado emocional de las personas y el funcionamiento de sus sistemas de defensas, lo que ha abierto un campo fértil no sólo para las terapias de recuperación, sino también para enfocar las actividades de prevención.

"Al estar de buen humor el cuerpo segrega endorfinas -de tipo opiáceo como la morfina-, lo que hace que cuando nuestro organismo está lleno de ellas se da el fenómeno de placidez total y no tenemos la sensación de dolor", puntualiza Ángel Rodríguez Cabezas, médico de cabecera y estudioso de los beneficios del humor.

CAPÍTULO 22.
El Cielo y el Infierno

UCHAS TRADICIONES ESPIRITUALES afirman que si buscas primero lo más elevado, después te llega todo lo demás. En el Nuevo Testamento Jesús dice: *"Busca primero el reino de los cielos, y todo lo demás te será dado por añadidura".* Soy de la opinión de que *"el reino de los cielos"* no es ningún lugar lejano en alguna parte remota del universo, sino más bien un estado de conciencia en algún remoto lugar del alma.

Pienso que el plan de la naturaleza no es más que un lento y firme desdoblamiento de la conciencia. Una piedra está formada por átomos al igual que nosotros, pero carece de conciencia perceptible. Es inmune, no se siente pisoteada ni pulverizada, es simplemente "inconsciente". Una planta es consciente de las condiciones del suelo, de las estaciones y de la humedad. Es consciente pero de manera muy limitada. Los animales, en comparación con los minerales y los vegetales, poseen niveles de conciencia mucho más elevados. Muchos animales muestran una conciencia de las estaciones cuando son capaces de migrar, o del peligro cuando eluden a los predadores y, de una atención y un cariño profundos en sus relaciones con sus parejas o sus cachorros. Y por fin estamos los seres humanos, que poseemos la conciencia última de nuestra propia felicidad o desgracia (el cielo y el infierno).

Dicen los entendidos que la felicidad (el cielo), no es más que un estado mental, una actitud ante la vida; y sin duda tendrán razón. Yo creo que mucho tiene que ver con el hecho de tener un propósito en el mundo y cumplirlo; pero sobre todo con la conciencia de sentirnos aceptados y queridos.

Una familia, independientemente de su nivel económico y social puede ser el cielo si dentro de ella tenemos conciencia de ser queridos. La misma familia se convierte en un infierno cuando somos víctimas de malos tratos, sean de tipo que sean: físicos, psicológicos, sexuales, etc. El amor es independiente de los lazos de sangre: solemos amar a nuestras familias, porque hemos intercambiado con ellas años y experiencias, porque hemos vivido muchas cosas juntos, pero no es condición necesaria ni obligatoria. Entiendo por familia a un grupo de personas que se quieren y se protegen, independientemente de los lazos de sangre que las unan o las separen. A la familia no la elegimos y no estamos obligados a amarlos por el hecho de que nos hayan tocado en suerte. Si les amamos es por causas más importantes que van mucho más allá de la consanguinidad. Sólo elegimos a nuestra pareja y a nuestros amigos de verdad. Los amigos son siempre hermanos, pero los hermanos pueden ser amigos o no. Amamos a un hijo adoptado, con la misma fuerza que a un hijo natural, lo que demuestra que no es la consanguinidad lo que nos impulsa a amar a la familia. A lo largo de nuestras vidas, amamos a personas con las que no tenemos lazos de sangre, con una intensidad igual o mayor que a nuestras familias.

Desde que el mundo es mundo, se han tratado de elaborar filtros de amor, sin ningún éxito. El amor es absolutamente libre, gracias al cielo. Si existe algo imposible, es obligar a un ser humano a amar a otro. El amor no se exige, el amor se da, y no hay nada que podamos hacer al respecto. No podemos conseguir que alguien nos ame, sólo podemos conseguir ser dignos de ser amados.

Un lugar de trabajo puede ser el medio por el que nos sintamos plenos, útiles, contribuyendo a la sociedad... si tenemos conciencia de ser aceptados y valorados. El mismo lugar de trabajo no sería mas que un sitio donde fuésemos perdiendo la autoestima día tras día si nos sintiésemos despreciados.

Un aula de quinto de primaria, tercero de la ESO ó segundo de medicina puede ser el cielo si cada día los alumnos son conscientes de su aprendizaje y superación personal; ó el infierno si son sometidos a novatadas o vejaciones de cualquier tipo.

Un círculo de amigos puede ser el instrumento más grato y reconfortante donde nos desarrollamos como seres humanos en el respeto y la tolerancia hacia los demás si tenemos conciencia de ser apreciados. El mismo círculo podría convertirse en un infierno si las relaciones entre sus componentes estuviesen contaminadas por la envidia y el desdén.

Dice una antigua leyenda china que el infierno es un precioso paraíso lleno de abundancia: una naturaleza limpia y generosa que bendice a los moradores con sus ríos, plantas, animales... y donde por todas partes hay grandes fuentes y cacerolas cargadas de los más exquisitos manjares. Sólo existe una pequeña pega y es que los cubiertos miden más de un metro de largo, por lo que los que allí habitan no pueden llevarse la comida a la boca, ya que sus brazos no les permiten semejante maniobra, así es que las gentes yacen tristes y famélicas por los rincones.

También dice que el cielo es un lugar exactamente igual de hermoso y así en el cielo como en el infierno existen las mismas fuentes y cacerolas, y los mismos cubiertos; pero los que allí viven están muy bien nutridos, por lo que felices y contentos disfrutan del paraíso que les ha sido regalado. La única diferencia es que en el cielo, las gentes han aprendido a darse de comer los unos a los otros.

El cielo es cualquier lugar donde nos sintamos amados y el infierno es cualquier lugar donde no exista el amor. El lugar físico es lo de menos, puede incluso ser el mismo, y desde luego no es necesario morir para acceder a cualquiera de ellos, porque tanto el uno como el otro están aquí.

En Delhi (India), cada 12 horas muere una mujer quemada por su marido. La rocía con queroseno y la prende como una antorcha. Después denuncia el hecho como un accidente o un suicidio. ¿El motivo? Que la dote ofrecida por los padres de la novia no se consideró suficiente. Así, matándola, puede ir a buscar otra mujer, con otra dote con la que sobrellevar unos cuantos años más su pobreza. Parece difícil de creer, y sin embargo no es mucho peor que el comportamiento que persiste en el resto del planeta en cuanto al desprecio y ensañamiento contra las mujeres.

Millones de mujeres en todo el mundo son víctimas de violencia por razón de su sexo. En la familia, y en la comunidad, en tiempos de guerra y de paz. La violencia contra las mujeres es, además de la más extendida, la violación de derechos humanos más oculta e impune. Está presente en todas las sociedades del mundo, sea cual sea su sistema político o económico. No sabe de culturas, clases sociales ni etnias. Sin embargo, esta lacra cotidiana tiene una raíz única: el abuso que sufren las mujeres por ser físicamente más débiles.

Anualmente uno de cada 150 niños menores de seis años muere víctima de malos tratos. Pero este dato es sólo la punta del iceberg de un fenómeno cuyas dimensiones reales se desconocen. Se acepta que por cada caso de maltrato detectado existen otros 10 que pasan desapercibidos.

Cada día conocemos nuevos casos de conductas cargadas de crueldad por parte de menores. Últimamente se ha puesto de moda propinar palizas a indigentes y gravarlas con el móvil para luego "hacer unas risas con los amigos".

En los últimos años se ha producido una rápida y gran difusión del término acoso moral en la escuela o bullying. La violencia entre escolares es nefasta y destructiva para todos. Para los violentos, porque les hace creer que gozan de impunidad ante hechos inmorales. Para las víctimas, porque afecta gravemente el desarrollo de su personalidad. Para el resto de los escolares, porque se socializan en un clima de temor e injusticia y terminan creyendo en la ley del más fuerte. Para los profesores, porque dificulta su labor educativa y les desanima como profesionales.

En cuanto al profesorado, mucho han cambiado las cosas desde que yo iba al colegio, el profesor era entonces una figura que inspiraba respeto y resulta que hoy se ha convertido en principal objeto de agresiones. Lo cierto es que buena parte de los 320.000 profesores de secundaria españoles dice haber sufrido al menos un caso de violencia verbal. Alumnos, ex alumnos, padres, visitantes o intrusos pueden llegar a manifestarse violentamente contra el personal del sector de la enseñanza. Este hecho acaba generando en lo que se denomina síndrome "burn-out", en castellano traducido literalmente como "estar quemado"; un padecimiento que supone la imposibilidad del trabajador de enfrentarse a su trabajo habitual, que le llena de angustia y desesperación. Siente que cada día de su vida le van a soltar a la arena con los leones, como a los primeros cristianos en Roma.

En España, el mobbing o "acoso moral en el trabajo" afecta a 750.000 trabajadores. El fenómeno comenzó a estudiarse a principios de los ochenta por el psicólogo alemán afincado en Suecia Heinz Leymann, quien llegó a escribir: *"el lugar de trabajo es el único campo de batalla que queda donde la gente puede matar a otro sin correr el riesgo de enfrentarse a los tribunales".*

La táctica, propia de los países ricos, consiste en ir desgastando psicológicamente al empleado hasta conseguir que se autoexcluya y se vaya. El acoso moral es considerado como una de las experiencias más devastadoras que puede sufrir y a las que se puede someter a un ser humano en situaciones sociales cotidianas, llegándose a comparar las consecuencias con las vividas en un campo de concentración.

El acoso se da de superior a inferior, de igual a igual y de inferior a superior (caso de alumno a profesor). Las agresiones entre compañeros suelen venir motivadas por sentimientos de envidia y celos del agresor hacía la persona agredida, por ser más eficaz en el trabajo, por sus dotes de relación con el resto de compañeros, etc. El envidioso es un ser que se sabe inferior y en su mezquindad sólo busca el perjuicio del envidiado. La envidia es la admiración de los necios; el impulso que la mediocridad le da al talento.

La historia de la humanidad nos demuestra que gran parte de su atribulada pervivencia se ha desgarrado y perdido en guerras, conflictos, competencia cruel, acoso, torturas y hostilidad hacia los demás, confirmando desgraciadamente la frase de Hobbes: *"Homo homini lupus"* (el hombre es un lobo para el hombre). Mi esperanza está en otra famosa frase de Oscar Wilde: *"La naturaleza humana cambia; he ahí lo único que se sabe de ella".* Espero que seamos capaces de aprender de la historia, pues dicen que la historia es la maestra de la vida. Que seamos capaces de cambiar los mapas sin guerras, de no repetir los errores del pasado, de conseguir que la naturaleza global de la humanidad cambie para mejor.

"Todos los seres humanos nacen libres e iguales en dignidad y derechos, y dotados como están de razón y conciencia, deben comportarse fraternalmente los unos con los otros" (Art. 1-Declaración Universal de Derechos Humanos)

"todos los males del mundo provienen de que el hombre cree que puede tratar a sus semejantes sin amor". (León Tosltoi)

En el universo confluyen una serie de fuerzas que ponemos en funcionamiento pulsando los botones de nuestros sueños, y cuando uno de nosotros es víctima del palo del desprecio, cuando los demás se esfuerzan en hacerle sentir que no hay lugar para él, esas leyes juegan siempre a su favor, hasta situarle en un nivel superior al de sus maltratadores. Es sólo cuestión del tiempo que un ser vivo necesita para "crecer", e inexorablemente se verá convertido en el cisne que siempre fue sin saberlo, ante la mirada inquisidora de los patos del mundo. La grandeza del cisne consiste en no recordar los agravios, pues el universo se ha encargado ya de la más sutil de las venganzas.

Tengo debilidad por esa historia de Andersen, que pone de manifiesto la maravillosa ironía de la vida, que hace posible que un torpe y desaliñado pato, se descubra a sí mismo como el más hermoso de los cisnes. Su moraleja colma todo mi sentido de la justicia. Pues todos y cada uno de nosotros, nos hemos sentido alguna vez el patito feo, y la causa no es otra que ser diferente: ser judío, ser palestino, ser negro, ser mujer, ser más débil e incluso ser más fuerte que los demás; pues dicen los grandes del marketing que "nadie da patadas a un perro muerto", lo que quiere decir que cuando uno se esfuerza en maltratar a otro, es porque ese otro representa una amenaza para el uno; aunque sólo sea en su bien establecido orgullo, que no puede permitir que el otro le recuerde sus más íntimas frustraciones.

Aquel pobre pollito de no se sabe qué, descubrió al romper el cascarón de su huevo, que había venido al mundo en el seno de una familia inadecuada. En seguida se dio cuenta de que no se parecía a sus hermanos y nada tenía que ver con mamá pata. Los demás le despreciaron por no ser como ellos, y fue maltratado dentro y fuera de su casa.

Lo que ocurre fuera de casa puede llegar a marcarnos, pero sin duda carece de importancia cuando dentro tenemos una sólida base afectiva.

La familia es el más fuerte condicionante que nos impone la vida, pues a nadie le está permitido elegirla, y de ella depende en un altísimo porcentaje, quienes lleguemos a ser. Obviamente no es lo mismo nacer en un país tercermundista que en uno civilizado, de padre médico y madre notario. Pero en cualquier caso, la familia debería ser siempre reposo de guerreros y guerreras; arropando, apoyando, motivando y amando a sus miembros incondicionalmente. Por lo que no hay mayor desgracia que nacer en una familia de maltratadotes. Significa tener el enemigo en casa, en una época de la vida, además, en que no se está formado ni maduro para comprender y, mucho menos, para perdonar.

Deseo fundirme en un abrazo con todos los patitos feos del mundo, para rendirle homenaje a un hombre que trató los temas más complejos de la forma más sencilla, y escribió sobre las grandes verdades universales en ese lenguaje que sólo los niños son capaces de entender. Quiero dar las gracias a Hans Christian Andersen, por las maravillosas historias que dejó escritas para el disfrute de todos los niños del mundo, y los que aún están por venir. Quiero agradecerle la valiosa herencia que le ha dejado al niño que todos llevamos dentro. Sus cuentos fueron los más fieles compañeros durante mi infancia y, más tarde, me han ayudado a mantener la paz de mis hijos en noches de insomnios y de sueños.

Ya que a todos nos ha tocado compartir el mismo planeta, no debería importarnos la opción sexual de nuestros semejantes, la pigmentación de su piel, el credo que practiquen, su ideología política o estrato social al que pertenezcan. A nadie le preguntan en qué sexo, color, cultura, religión, momento histórico, familia y país le gustaría venir a este mundo. Eso sería estupendo, ya lo creo, pero de ser así, en ese viaje se crearía un tremendo overbooking hacia las zonas desarrolladas y los árboles genealógicos de rancio abolengo, y el resto de la tierra como si no existiera, ¡que no se vendería ni con la mejor oferta! Así es que como a nadie le está permitido decidir en qué condiciones nacer, y algunos hemos tenido más suerte que otros, voy a apelar al trovador que cantaba aquello de: "aquí cabemos todos o no cabe ni dios". Por lo tanto, venga usted de donde venga, el mundo es tan suyo como mío, así es que vamos a respetarnos, que no cuesta tanto.

CAPÍTULO 23.

La Bondad

LO QUE MÁS admiro de la condición humana no es la capacidad creativa que llevada a su máxima expresión, llámese arte, puede llegar a igualarse a la naturaleza. No es la habilidad emprendedora para formar empresas, ofrecer puestos de trabajo y enriquecerse de una forma digna y admirable. No es tampoco el valor profesional, ni el prestigio social. No es la capacidad de trabajo o de sacrificio, no es ni siquiera la inteligencia, ni la voluntad, ni la fuerza, ni la belleza. Es sencillamente la bondad. La Bondad es el único signo de superioridad que conozco. Creo que es la manifestación de que Dios vive en nosotros.

Decía Beti, la hija de una amiga, con su lengua de trapo, cuando apenas acertaba a hablar, que ella era un poco buena y un poco mala. Y así, con la simplicidad de una niña, acertaba de pleno en la diana, pues esa es la esencia del alma humana, nadie es absolutamente malo ni absolutamente bueno. Todos somos, como Beti decía, un poco buenos y un poco malos.

Lo cierto es que por encima de razas, colores, culturas y religiones, químicamente todos tenemos los mismos componentes, y que cuando nos encontramos enfermos es porque las proporciones que ha revelado el análisis clínico no son las adecuadas. Espiritualmente, también estamos hechos del mismo barro, sólo cambian las proporciones, pero aún no se ha descubierto analítica que las defina, ni medicinas que las regulen. Así, un treinta por ciento de tolerancia frente a un diecisiete de soberbia y un doce de ingratitud hacen mejores personas que un cuarenta y siete de perversidad, un ocho de envidia y un veintitrés de clemencia.

Existen seres humanos incapaces de hacerle daño a nadie, ni aún cargados de motivos. Gentes que van repartiendo bondad indiscriminadamente, en la forma y en el fondo; gentes que hacen el bien sin mirar a quien. Todo nos hace pensar que en los tiempos que corren no es habitual encontrarse este tipo de personas, pero como las meigas, haberlas haylas; lo que ocurre es que no se hacen notar, no hacen ruido, como decía Jesucristo, su mano izquierda no se entera de lo que hace su mano derecha. Son muchas, muchísimas gentes que tienen mucho de bueno y poco de malo.

Ponciano vivía tranquilamente en el pueblo, cuidando de sus ovejas y haciendo labores agrícolas. Pero al igual que Miguel Hernández (también pastor), se llevaba los libros junto con sus ovejas y leía sin parar. Sus inquietudes por el conocimiento lo llevaron a abandonar la vida rural para instalarse en la ciudad. Se puso a trabajar en la Diputación Provincial haciendo lo que había hecho hasta entonces. Aunque su edad era bastante superior a la de sus compañeros de curso, se fue matriculando un año tras otro. Hoy posee varias carreras universitarias, habla varios idiomas y es Técnico de Medio Ambiente en la Diputación. Su carácter, su personalidad y su afán de superación, siempre han despertado mi más profunda admiración. Pero sin duda, lo que más me impresiona de él es su bondad. Ponciano aprovecha sus vacaciones para ir a los países más pobres de la tierra, carga su furgoneta con todo tipo de enseres de primera necesidad, y también con juguetes para los niños, que compra con sus ahorros, y los reparte. Las gentes le preguntan con asombro qué es lo que quiere a cambio, y él les responde: nada. Dice que lo hace por egoísmo, porque la mirada de los mayores ante unas latas de comida y la sonrisa de los niños que reciben un juguete, le producen la mejor de las sensaciones. Él es absolutamente discreto y su humildad le impide presumir de sus conocimientos y su filantropía. Yo me he tomado la libertad de mencionarle aquí, porque considero que es uno de esos ángeles de carne y hueso que han pasado por mi vida y quisiera que el mundo lo supiese. Espero que me perdone.

Mi amiga Cristina, otro de los ángeles de carne y hueso que el cielo ha puesto en mi vida, es empresaria y pertenece a la junta directiva de la asociación. Tiene una clínica de rehabilitación, por lo que está familiarizada con el dolor y el sufrimiento humano; cada vez que la veo tratar a sus pacientes, con ese amor y esa dedicación de la que sólo ella es capaz, me descubro interiormente ante su bondad. Cristina no ha tenido una vida fácil. Ha tenido que pelear mucho para salir adelante ella sola con su hijo, pero es una luchadora nata y además de buena es muy inteligente, por lo que ha conseguido todo lo que se ha propuesto, y ahora es dueña de un negocio, con varios empleados a su cargo, en el que se dedica a lo que ha venido a hacer a este mundo: "ayudar a los demás a paliar su sufrimiento". Cristina es más o menos de mi edad, por lo que hemos vivido la misma época crispada y hemos pasado por los mismos problemas generacionales con nuestros padres. Un día ella me contaba lo mal que lo había pasado cuando era adolescente ante la incomprensión de su madre, y como en el momento actual, le era difícil conseguir una buena relación con ella. Yo me sentía totalmente identificada y le pregunté: ¿y qué podemos hacer?, a lo que ella me respondió serenamente: "¿pues qué vamos a hacer?, quererlas".

Por otra parte, existen otras gentes, que sin el menor escrúpulo de conciencia van fustigando a sus semejantes hasta conseguir sus fines. Gentes que reservan su poco de bueno para sí mismos o para aquellos de quienes van a sacar algún beneficio. Gentes con malos propósitos y malos deseos, gentes intrigantes que urden las más pegajosas telarañas, donde quedan atrapadas, para su desgracia, las buenas personas que les molestan. Gentes en ocasiones inteligentes y malvadas, que forman un cóctel explosivamente peligroso. Gentes que se rodean siempre de tontos, que no puedan hacerles sombra, para que les hagan el trabajo sucio. Yo prefiero tratar con los malos antes que con los tontos, pues a menudo hacen más daño los tontos que los malos; porque a los malos al cabo de poco tiempo los veo venir; pero con los tontos no sé a qué atenerme, pues nunca sé por dónde van a salir.

De la bondad y la maldad se ocupa magistralmente don Benito Pérez Galdós en su obra "Doña Perfecta", que escrita con el realismo que le caracteriza, nos muestra como personas socialmente reconocidas como "buena gente", incluso dulces y condescendientes en la forma, pueden ser perversamente malvadas en el fondo, y que en el terreno de la condición humana, especialmente curiosa, nada es lo que parece.

"Cuando reflexionemos sobre nuestro siglo XX, no nos parecerá que lo más grave son las fechorías de los malvados, sino el escandaloso silencio de las buenas personas". Martin Luther King

Cuando somos niños creemos que todo el mundo es bueno y conforme van pasando los años, nos vamos encontrando con el lado oscuro del ser humano, perdiendo así la inocencia. Pero lo cierto es que por muy canalizados que estén los componentes del alma hacia la perversión: ni asesinos, ni violadores, ni pederastas, nadie tiene un mal concepto de sí mismo. El propio Al Capone, cuando fue juzgado por un sinfín de delitos, le dijo al juez que él siempre había sido "un buen chico".

Me conmueve la gente que como la Madre Teresa o Vicente Ferrer, han dedicado su vida a hacer este mundo un poco más humano. Las ONGs que se esfuerzan porque sea un poco más justo y tantos seres anónimos que hacen que cada día sea un poco más llevadero, porque en el momento en que nos ha tocado vivir, más que nunca, el mundo anda necesitado de bondad.

CAPÍTULO 24.
La Fe

LA FE ES la única fuerza capaz de mover montañas. Creer significa apostar o decantarse por algo de lo que no tenemos certeza. Tener fe es mucho más que creer, significa tener la certeza, saber que el universo se mueve y conspira constantemente a nuestro favor cuando nuestros deseos son justos y no irrumpimos en la libertad de nadie.

Tener fe no significa conocer el misterio del universo, sino estar convencidos de que existe tal misterio y de que es más grande que nosotros.

"Que hoy reine la paz. Que confíe en Dios en que estoy exactamente donde tengo que estar. Que no olvide las infinitas posibilidades que nacen de la fe. Que utilice aquellos dones que he recibido, y que comparta el amor que me ha sido dado. Que esté contenta de saber que soy una hija de Dios. Dejaré que esta presencia se asiente en mis huesos y le permita a mi alma la libertad de cantar, bailar, orar y amar". (Madre Teresa de Calcuta)

Siempre existe al menos una solución para cada problema, a veces, incluso más de una (los matemáticos lo saben). Los tres pasos para alcanzar la solución (y eso lo saben muy bien los psicólogos) son: reconocer el problema, percibir la solución y abrazarla (llevarla a cabo). Aun así, existen circunstancias en la vida, en que el camino se nos hace oscuro, en que no somos capaces de ver con claridad. A mí me ha ocurrido en varias ocasiones. Entonces, cuando una situación me supera, y yo soy incapaz de vislumbrar el camino que me lleve a alcanzar la solución, la dejo en manos de Dios, en la seguridad de que será resuelta de la forma más adecuada. Digo en la seguridad y no en la creencia. De eso se trata la fe.

Dejar una situación en manos de Dios es una manera de decir: "Yo no sé como solucionar el problema, pero Dios sí lo sabe. Por tanto, me rindo y entrego esta dificultad al mismo poder que mueve las estrellas, en la seguridad de que será resuelto en la forma mas adecuada y conveniente para mi, sin alterar el orden universal". Nuestra cultura judeo-cristiana tiene una fórmula que lo explica así: "hágase tu voluntad", y su voluntad es siempre la mejor de las soluciones, aunque escape a nuestro entendimiento.

Dejar una situación en manos de Dios es tener la certeza de que ocurrirá lo mejor, lo más conveniente para nosotros, pues esa es la Voluntad de Dios". De que la mano divina nos guiará inexorablemente hacia el propósito de nuestra vida, aquello que hemos venido a hacer a este mundo. Aunque no lo comprendamos. Nosotros no sabemos qué es lo mejor para nuestra vida, pues no tenemos perspectiva y la contemplamos desde el momento presente. Sólo somos capaces de percibir el punto en el que nos encontramos y no tenemos una visión global de nuestra existencia.

A menudo creemos que nos haría felices un puesto de trabajo respetable, un cuerpo escultural, una casa más grande, una economía desahogada…, pero resulta que no tenemos ni idea, por lo que es muy común pasarnos buena parte de nuestra vida luchando por el objeto de deseo y una vez conseguido, en muchos casos con sangre, sudor y lágrimas, nos damos cuenta de que no nos hace felices. Esto ocurre porque cuando creemos saber lo que queremos, casi nunca coincide con lo que nos conviene.

Un sabio y viejo proverbio Indú dice: *"Cuando Dios quiere castigar a los hombres, permite que se cumplan sus deseos"*.

La filosofía oriental nos dice que cuando se desea algo para los demás, el deseo contiene la fuerza de una oración que funciona a modo de boomerang, volviendo al sujeto en forma de buenos o malos resultados. Es por eso que los chinos sabían muy bien lo que decían con su viejo proverbio, que en este aspecto parece estar muy claro: *"a nadie le interesa desear el mal a los demás pues podría volverse en su contra"*.

Desde que mi cuerpo comenzó a enviarme mensajes de stop, tengo una imperiosa necesidad de rezar. No de soltar como un papagayo las oraciones que aprendí de niña en el catecismo; sino más bien de sintonizar de alguna manera con esa inteligencia universal, a la que todas las civilizaciones le han puesto uno u otro nombre. De conectar con la energía que hizo posible que dos nuevos seres libres e independientes nacieran de mi útero; con la que se manifiesta a través de mis pensamientos y mis sentimientos. Con la misma que hace posible que me comunique todos los días con los demás, a través de palabras, gestos, miradas o besos. Siento la necesidad de dar las gracias por todo aquello que la vida me regala cada día, especialmente por aquello que no puedo comprar con dinero, como el aire, el sol, la salud, la amistad, el cariño, la alegría…porque estoy convencida de que lo más valioso siempre es un regalo.

Mahatma significa "gran alma". Esta es la oración de un alma grande que preconizaba la total fidelidad a los dictados de la conciencia:

"Si me das fortuna no me quites la razón. Si me das éxito no me quites la humildad. Si me das humildad no me quites la dignidad.

Ayúdame siempre a ver la otra cara de la moneda, no me dejes inculpar de traición a los demás por no pensar igual que yo. Enséñame a querer a la gente como a mi mismo.

No me dejes caer en el orgullo si triunfo ni en la desesperación si fracaso, más bien recuérdame que el fracaso es la experiencia que precede al triunfo. Si me quitas el éxito déjame fuerzas para aprender del fracaso.

Si yo ofendiera a la gente, dame valor para disculparme y si la gente me ofende, dame valor para perdonar.

Señor si yo me olvido de ti, nunca te olvides de mí". Ghandi

Tener fe significa confiar en que no nos faltará el aire en la próxima respiración, ni la comida al día siguiente, ni la alegría el resto de nuestra vida, ni una mano amiga que nos apoyará cuando más lo necesitemos.

Tener fe significa que confiamos en que todas nuestras necesidades serán sufragadas sin albergar la menor duda. Para tener fe se puede pertenecer a cualquier religión pero no es necesario ser creyente ni practicante de ninguna de ellas. La fe es innata al ser humano independientemente de su bagaje cultural o religioso. La fe es la fuerza que nos guía.

CAPÍTULO 25

Me gusta estar viva

HA SIDO UNA dura pelea; larga y difícil. Una noche tuve la tentación de darme por vencida y tirar la toalla en medio del ring, pero afortunadamente mi entrenador me lo impidió. El me conocía muy bien, llevaba toda la vida entrenándome; sabía mejor que yo que soportaría los golpes. La lucha continuó en el frágil cuadrilátero de mi cuerpo y fui resistiendo una a una las embestidas del púgil contrincante. He ganado por puntos el combate a la enfermedad y, aunque aún me quedan algunas secuelas de los golpes recibidos, sin duda he salido fortalecida, pues todo lo que no nos mata nos hace más fuertes.

Gané la batalla a la muerte con las únicas armas de la pasión y la compasión. La pasión es la fuerza del amor, el entusiasmo por la vida. Albert Einstein, a quien admiro profundamente, lo expresó así: *"El que no posee el don de maravillarse ni de entusiasmarse más le valdría estar muerto, porque sus ojos están cerrados"*. Yo decidí estar viva y con los ojos bien abiertos para seguir entusiasmándome cada mañana, cada atardecer, cada noche; no sólo por lo que la vida me muestra, sino también por la oportunidad que me brida de intervenir en ella. Y como bien dijo otro maravilloso personaje: *"Si deseas la felicidad de los demás, sé compasivo. Si deseas tu propia felicidad, sé compasivo"*. Dalai Lama. La compasión, como sinónimo de piedad, de clemencia, de perdón, de generosidad, de misericordia, de indulgencia y de comprensión, no es ni más ni menos que amor. El amor por mí misma y el amor por los demás es el sentido de mí vida, de todas las vidas.

No sé porqué estoy viva, pues hace tiempo dejaron de interesarme los "porqués"; después de todo, las respuestas a los porqués no son más que porquerías.

Leonardo Da Vinci, el que fuera posiblemente el mayor genio de toda la historia dejo escrito: *"El que no valora la vida no se la merece"*.

Me gusta estar viva y ahora sé para qué lo estoy.

Estoy viva para formar parte de este extraordinario planeta azul, que es apenas un granito de arena en el inmenso desierto del universo. Para sentirme integrada en su maravillosa naturaleza colmada de vida, que se renueva constantemente como mi propio ser.

Estoy viva para disfrutar de mi compañía y la de aquellos que me rodean. Para cultivar las relaciones de amor, para compartir mi tiempo y mis ilusiones con mis seres queridos.

Estoy viva para escuchar la risa de mis hijos y la de mis nietos cuando lleguen. Para contemplar a mi gata dormida y sentir como se acurruca sobre mi pecho demostrándome su cariño.

Estoy viva para comunicarme con los demás a través de palabras, gestos, abrazos y besos. Para comprender lo que ellos me transmiten, para sentir empatía y percibir sus emociones.

Estoy viva para disfrutar de mis amigos y todos los buenos momentos que me aportan. Para compartir con ellos lo que soy y lo que tengo.

Estoy viva para seguir aprendiendo cada día. Para abrir libros y mantener conversaciones con los seres más ilustres de todos los tiempos, que me dejaron su mejor legado.

Estoy viva para tomar el testigo de los que me precedieron. Para continuar su obra y ser parte de la evolución humana.

Estoy viva para ser agua limpia fluyendo en el río de la vida. Para llenarme de la energía del sol y calmar la sed de la tierra, empapando a mi paso todo lo que toco.

Estoy viva para hablarle a las estrellas desde mi terraza con vistas al cielo. Para en el silencio, percibir apenas un atisbo del misterio del universo, el cual no conozco pero sé que es más grande que yo.

Estoy viva para comprender que soy mucho más que un cuerpo. Para volar con la imaginación hacia paraísos insospechados y convertir en posible lo que parecía imposible.

Estoy viva para saber que existen muchas más cosas de las que puedo ver. Para sentir el viento en mi cara y el amor en mi corazón sin cuestionármelos.

Estoy viva para afrontar los retos y las vicisitudes que se me presenten y seguir creciendo en profundidad. Para casarme con la vida y decirle: "aquí estoy para lo que me traigas, las alegrías y las penas, la salud y la enfermedad, todos los días, hasta que la muerte nos separe".

Estoy viva para perseguir mis sueños. Para saber que detrás de cada conquista siempre se esconde un nuevo desafío.

Estoy viva para confiar en la vida, para comprender que al igual que no me faltará el aire en mi próxima inspiración, no me faltará nada de lo que necesite en mi camino.

Estoy viva para encontrar el aspecto divertido de cada situación y reírme todos los días. Para ponerme la nariz de payasa y conseguir que nadie venga a mí sin que se vaya mejor y más feliz.

Estoy viva para dejar constancia de mi paso por el mundo. Para hacer lo que quiero, decir lo que pienso, sentir lo que siento y compartir lo que tengo.

Estoy viva para comprender que todo es un milagro. Para mantener mis ojos abiertos, los de la cara y los del alma, para no dejar de maravillarme y entusiasmarme nunca con la vida.